Vida e Afetividade

SEXO E VIDA

"O amor é a alma do Universo e Deus é amor".
Joanna de Ângelis

Este é o primeiro de uma série que será composta por quatro volumes nos quais nos debruçaremos sobre aspectos importantes da vida afetiva, com destaque para assuntos referentes à sexualidade e aos relacionamentos. Para tanto, serão trazidas diferentes visões sobre o tema, interpretados à luz da Doutrina Espírita.

A ideia é trazer nesse primeiro volume um caminho que balize os próximos, o que não impede que futuros leitores iniciem sua leitura por qualquer um dos volumes que ainda serão publicados.

O que nos move para empreender essa série de estudos é o conjunto de dores que a humanidade vem atravessando e que tem se agravado nas últimas décadas, muito em razão do desconhecimento de aspectos biológicos, emocionais e espirituais referentes à sexualidade e aos relacionamentos, o que possibilita o surgimento de mitos e preconceitos de um lado, excessos do outro lado. Estes fatores combinados com o período da transição planetária – com a encarnação de várias entidades de baixo padrão espiritual – nos trazem a sensação de piora, quando evidenciam o tempo da colheita do joio e do trigo, para uma posterior melhora do planeta, ao ingressar na fase de Mundo de Regeneração, muito bem retratada no capítulo 18 do livro *A Gênese*.

Emmanuel, no capítulo 6 do livro *Vida e Sexo*, diz que a guerra flagela a humanidade, mas o sexo cobre o mundo de vítimas. O sexo frequentemente tem sido um instrumento de profundo desequilíbrio do ser humano, desde os primórdios da nossa civilização, pelas condutas ancestrais que carregamos durante todo o processo de retirada da criatura da condição animal para entrada na condição hominal e das heranças que trouxemos desse nosso passado, já como seres humanos.

É importante compreendermos bem toda a trajetória da evolução afetiva da humanidade, os seus porquês, as suas nuances, para traçarmos uma rota mais assertiva em nosso próprio projeto de caminhada da animalidade para a angelitude.

Assim, para essa série de livros foi elaborado um roteiro de modo que o assunto possa ser visto de maneira gradual para facilitar a compreensão do desenvolvimento da vida afetiva da humanidade.

Em termos gerais, o primeiro volume aborda aspectos referentes às características e comportamentos individuais: energia sexual, carga erótica, cárceres afetivos, síndromes sexuais, promiscuidade, homossexualidade e as seis leis do mundo afetivo.

O segundo volume traz as questões que envolvem os relacionamentos entre parceiros: compromisso afetivo, planejamento familiar, casamento, tipos de casamento, separação e reencontros em outra existência.

Já no terceiro volume comparecerá outro ângulo do planejamento familiar, desta vez envolvendo o delicado tema dos filhos, como os aspectos da gestação, adoção, filhos problemas, drogas, envolvimento na criminalidade, filhos adultos no lar, narcisismo, dentre outros.

E por fim, o quarto volume será dedicado às relações no grupo familiar: com pais, irmãos, avós, netos e outros familiares.

A tarefa que ora abraçamos será alicerçada no legado moral de Jesus, nos argumentos de Kardec, André Luiz, Emmanuel, assim como em toda a obra psicológica de Joanna de Ângelis; e de outras áreas científicas como a Antropologia, História, Biologia, Genética, Psicologia, enfim, o pensamento de estudiosos da condição humana e espiritual da Humanidade que possam contribuir para nosso entendimento das questões afetivas e sexuais.

Nossa intimidade traz muitos questionamentos, por ser uma área muito frágil da criatura humana. Então, por isso, naturalmente surgirão muitas dúvidas, as quais poderão encontrar respostas ao avançarmos na leitura dessas páginas ou que terão que aguardar os volumes seguintes.

Por essa razão, é importante uma leitura atenciosa que facilite a assimilação e suscite reflexões sobre o que nos aflige ou intriga, de modo assertivo, fundamentado em argumentos consistentes. Assim, minimizam-se os julgamentos apressados, os juízos de valores precipitados, em relação a este ou àquele aspecto, a esta ou àquela expressão, justamente por não situar a análise no contexto ou na época em que foram grafadas.

Evita-se assim esse comportamento corriqueiro que tanto prejuízo traz às discussões de temas profundos e importantes para a humanidade, especialmente no que tange ao delicado tema da afetividade, em que todos devem ser tratados com respeito.

Elucidados esses importantes apontamentos, rogamos à Espiritualidade que nos traga luz à mente e ao coração nas reflexões que serão feitas sobre a vida afetiva.

SUMÁRIO

1 ENERGIA SEXUAL 9
    Lei de Atração e Amor 22
    Lei de atração na matéria orgânica 30
    Reprodução no reino vegetal 30
    Reprodução no reino animal 32

2 ENERGIA AFETIVA E SEXUAL NO SER HUMANO .. 39
    Os homens primitivos 39
    Transição da vida nômade para sedentária 44
    O ancestral em nós 48

3 OS PRIMÓRDIOS ESPIRITUAIS DA HUMANIDADE . 51
    Os migrados de outros orbes 54
    O legado da afetividade 55

4 CANALIZAÇÃO DA ENERGIA AFETIVA 69
    Energia criadora 71
    Almas primárias e almas conscientes 74
    Formas positivas de canalização 81
    Neurotransmissores 87
    Canalizações negativas da energia sexual 90

5 AS SEIS LEIS DA AFETIVIDADE 95
    Lei do Equilíbrio 95
    Lei da Reciprocidade 105
    Lei de Responsabilidade 111
    Lei dos cárceres afetivos 116
    Lei do Tempo 117
    Lei da Individualidade 118

6 CÁRCERES AFETIVOS 123
    Delinquência afetiva 124
    Cárceres Afetivos Físicos 125
    Cárceres Afetivos Psicológicos 129
    Masmorra afetiva 135

7 SÍNDROMES SEXUAIS 139
    Os Cromossomos 139
    Formação dos óvulos 142
    Formação dos espermatozoides 143
    Atipicidades cromossômicas 148
    Síndromes Sexuais 148

8 PROCESSO REENCARNATÓRIO E SEXO 167
    Sexo biológico 170
    Identidade de gênero 171
    Expressão de gênero 172
    Orientação sexual 173
    Homossexualidade 174

  SEXO E AMOR 185

1

ENERGIA SEXUAL

Segundo a Doutrina Espírita, enriquecida pelos ensinamentos de Joanna de Ângelis no prefácio de *Amor e Sexualidade*, o amor é a essência que permeia toda a Criação Divina. Entretanto, na condição evolutiva atual da humanidade, suas manifestações ainda são limitadas pela prevalência dos instintos primários e pelo predomínio de sentimentos inferiores. Por isso, o sofrimento continua a ser um elemento marcante na experiência humana, enquanto o verdadeiro amor ainda não ocupa plenamente o coração e as relações interpessoais.

Joanna de Ângelis esclarece que, enquanto os sentimentos humanos estiverem enraizados em paixões transitórias e em prazeres imediatistas, os relacionamentos tenderão a ser marcados pela superficialidade e pela busca de satisfações egoístas, em detrimento de valores mais elevados. Essas escolhas muitas vezes conduzem à irresponsabilidade afetiva, tanto em relação a si mesmo quanto aos outros, gerando um ciclo de desajustes emocionais e conflitos psicológicos.

Neste sentido, no texto "a Excelência do Amor" do livro *Amor, Imbatível Amor,* Joanna de Ângelis em suas análises profundas sobre os conflitos humanos destaca que o primitivismo animal, aliado a fatores endógenos (como a hereditariedade, doenças degenerativas e suas sequelas) e exógenos (como relações familiares conflituosas, pressões psicossociais, culturais, religiosas, socioeconômicas e traumas físicos, tais como os traumatismos cranianos), contribui significativamente para o aumento dos transtornos psicológicos e distúrbios psiquiátricos. Essas condições têm impactado negativamente a sociedade, promovendo a desestruturação de famílias e a fragmentação emocional dos indivíduos.

Para romper esse padrão a Doutrina Espírita convida o ser humano a buscar a transformação interior, cultivando valores como a empatia, o respeito e o amor altruísta. O autoconhecimento e o esforço consciente para superar as tendências inferiores são ferramentas indispensáveis nesse processo. Assim, o amor, em sua expressão mais elevada, poderá gradualmente substituir os comportamentos instintivos, trazendo harmonia e plenitude às relações humanas e ao espírito em evolução.

Sigmund Freud (1856-1939), através de seus estudos na psicanálise, introduziu o conceito de *libido* como uma energia vital que está na base das pulsões, especialmente as de natureza sexual, e que influencia o desenvolvimento psíquico humano. Ele observou que essa energia sexual desempenha um papel central nos conflitos internos que podem gerar transtornos psicológicos, físicos, psiquiátricos e comportamentais.

Freud identificou que os mecanismos sexuais muitas vezes estão associados a uma série de conflitos reprimidos. Esses conflitos, por sua vez, derivam de castrações culturais e religiosas, bem como de inibições, frustrações e perturbações originadas pela forma como a sociedade tradicionalmente encarava a sexualidade – frequentemente como algo sujo, imoral ou pecaminoso. Ele destacou que essas repressões não lidam propriamente com o ato sexual em si, mas com a maneira como a mente do indivíduo processa e reage a ele, contribuindo para a formação de neuroses e outros problemas psíquicos.

Carl Gustav Jung (1875-1961), por sua vez, ampliou o conceito de libido para englobar uma *energia psíquica* mais ampla, que não se limita à pulsão sexual, mas que abarca todas as forças de vida e criatividade do ser humano. Jung viu nessa energia a base para as transformações psíquicas, sendo ela direcionada tanto para as necessidades instintivas quanto para objetivos mais elevados, como a espiritualidade, a arte e o autoconhecimento.

Ambos os pensadores oferecem contribuições complementares para a compreensão dos transtornos humanos. Enquanto Freud se concentra nos conflitos inconscientes gerados pela repressão sexual e cultural, Jung propõe que a energia psíquica, se bem canalizada, pode levar ao equilíbrio e à individuação.

Em *O Despertar do Espírito*, Joanna de Ângelis diz que "o que tem faltado é a conveniente orientação educacional para a vida sexual, assim como o equilíbrio por parte dos religiosos e educadores, líderes de massas e agentes multiplicadores sociais, que sempre refletem as próprias dificuldades de relacionamento e vivência sexual, abrindo espaços para que múltiplas correntes de condutas, não poucas vezes exóticas, assumam cidadania, mais perturbando os indivíduos em geral, particularmente as gerações novas, porque desequipadas de esclarecimento".

Joanna chama a atenção para a falta de uma orientação educacional apropriada sobre a vida sexual, que deveria ser embasada em valores éticos e em uma compreensão ampliada da sexualidade como componente essencial da evolução do ser. A ausência desse preparo cria um vazio que, muitas vezes, é preenchido por lideranças religiosas, educadores e agentes sociais que, em razão de suas próprias limitações e preconceitos, acabam promovendo ideias desajustadas e muitas vezes repressoras sobre a sexualidade. Isso reflete a dificuldade histórica em lidar com o tema de maneira equilibrada e construtiva.

Em outras palavras, a benfeitora observa que a carência de orientação facilita a propagação de condutas que podem ser confusas ou perturbadoras, sobretudo para as novas gerações, que se veem desprovidas de esclarecimento adequado. Essa lacuna educacional abre espaço para comportamentos exóticos e contraditórios, que podem aumentar os conflitos emocionais e psicológicos, prejudicando o desenvolvimento saudável do indivíduo.

A solução, segundo Joanna de Ângelis, passa pela educação sexual séria e esclarecedora, que não se limite a aspectos biológicos, mas que também aborde a sexualidade sob uma ótica emocional, psicológica e espiritual. Essa educação deve ser promovida por líderes, educadores e multiplicadores sociais capacitados e conscientes, capazes de transmitir valores de equilíbrio e respeito, reduzindo a confusão e contribuindo para a formação de indivíduos emocionalmente saudáveis e espiritualmente alinhados.

Nota-se que a sociedade, diante de uma história marcada por repressões e tabus em torno da sexualidade, buscou romper com as limitações impostas, movida pela aspiração à liberdade de expressão e de conduta. Contudo, em vez de alcançar um equilíbrio saudável e consciente, essa tentativa de "liberação sexual" frequentemente descambou para a permissividade e, em muitos casos, para a libertinagem, distanciando-se de uma compreensão mais elevada e ética da sexualidade.

Essa falsa ideia de liberdade, ao invés de promover a emancipação do ser, acabou por gerar novas formas de escravidão psicológica e emocional. A ênfase excessiva no prazer imediato e a banalização das relações humanas têm levado a uma crescente dependência de estímulos sensoriais e à objetificação do outro, o que aprofunda sentimentos de vazio existencial e solidão.

Nesta perspectiva, a verdadeira liberdade não está na simples ausência de regras, mas na harmonização dos impulsos inferiores com os valores superiores da alma. A libertação genuína ocorre quando o ser humano consegue transcender suas necessidades instintivas e direcionar suas energias para a construção de relações baseadas no respeito mútuo, no amor e na espiritualidade.

A ausência de uma educação integral – que contemple não apenas os aspectos biológicos, mas também os emocionais, éticos e espirituais da sexualidade – tem contribuído para esse descompasso. Sem recursos superiores que orientem a conduta, as escolhas humanas acabam enredadas nos excessos e nas ilusões do materialismo, gerando uma nova forma de aprisionamento ao invés da prometida liberdade.

Assim, um caminho para trabalhar as dificuldades envolvendo a sexualidade e suas consequências sociais e individuais passa, necessariamente, pelo investimento em autoconhecimento, espiritualização e educação ética. Esses pilares são fundamentais para ressignificar a sexualidade, transformando-a em um instrumento de crescimento pessoal, evolução espiritual e harmonia.

1. **Autoconhecimento**: o processo de olhar para dentro e compreender os próprios impulsos, emoções e necessidades é essencial para superar os instintos mais primitivos e canalizar a energia sexual de maneira construtiva. A consciência de si permite ao indivíduo estabelecer relações mais saudáveis e respeitosas, baseadas no amor e na empatia.

2. **Espiritualização**: a espiritualidade, independentemente de crenças religiosas, fornece uma visão mais ampla e elevada da existência, conectando o ser humano aos valores superiores, como o

altruísmo, a compaixão e o amor. A sexualidade, nesse contexto, deixa de ser um fim em si mesma para se tornar uma expressão de comunhão e transcendência.

3. **Educação ética:** uma abordagem educativa que vá além dos aspectos biológicos e aborde os valores éticos e espirituais da sexualidade é imprescindível. Essa educação deve fornecer subsídios para que as pessoas compreendam-na como uma dimensão integrada ao ser, não limitada ao prazer imediato, mas ligada ao respeito, à responsabilidade e ao compromisso com o outro e consigo.

Portanto, o indivíduo renasce inúmeras vezes no processo evolutivo, com o propósito de aprimorar seus sentimentos e, gradualmente, alcançar a emoção superior do amor. Esse amor sublime é a força que, ao longo das existências, preenche os espaços emocionais antes dominados por instintos inferiores, manifestando-se nas tendências nobres que florescem ao passo que o espírito supera os desafios e aflições de sua natureza primitiva.

A magnitude do aparelho genésico evidencia que ele não se restringe apenas à função biológica, mas está profundamente vinculado aos mecanismos da mente e da emoção. Dessa forma, o uso equilibrado e responsável da energia sexual reflete diretamente o estado evolutivo do ser, sendo um instrumento para sua sublimação e progresso espiritual.

Conforme o espírito avança, aprendendo a canalizar suas forças para propósitos elevados, a sexualidade deixa de ser um elemento de desajuste e passa a integrar-se como uma expressão harmoniosa do amor. Esse processo é lento e exige esforço consciente, mas é essencial para a construção de um estado interior pleno, que se manifesta em relações mais saudáveis, altruístas e verdadeiramente amorosas.

Assim, o renascimento e a vivência reiterada em diferentes existências são oportunidades que a Lei Divina oferece para que o indivíduo, pouco a pouco, alcance a perfeição moral e espiritual, integrando a sexualidade ao seu propósito superior de evolução e comunhão com o amor universal.

Para Joanna de Ângelis, em O Ser Consciente, o sexo, entendido como uma potência vital e um dos mais importantes atributos da alma, é essencialmente uma fonte de vida. Sua função transcende a simples procriação, integrando-se ao equilíbrio físico, emocional, mental e espiritual do ser humano. No complexo sistema mente-corpo, o sexo cumpre papéis fundamentais, como a procriação, a completude hormonal e a realização emocional, sem carregar em si mesmo qualquer culpa, condenação puritana ou visão hipócrita.

Assim, o valor moral e espiritual do sexo não reside na função em si, mas no modo como é utilizado pelo indivíduo. O ultraje, a vulgaridade, ou, ao contrário, a nobreza e a elevação amorosa, são reflexos do *modus operandi* da criatura humana, ou seja, da maneira como ela canaliza e expressa sua energia sexual. Essas manifestações estão diretamente ligadas ao grau de evolução do espírito e à consciência que a pessoa possui sobre suas escolhas e responsabilidades.

O sexo, quando vivenciado com respeito, equilíbrio e amor, torna-se uma força transformadora e uma expressão da espiritualidade em sua dimensão mais humana e divina. Porém, quando deturpado pela vulgaridade ou pela exploração egoísta, pode gerar conflitos e desarmonias que comprometem a saúde psíquica e emocional do indivíduo e das relações interpessoais.

Portanto, a sexualidade, como atributo inerente à alma, deve ser compreendida como uma expressão de vida, amor e criatividade, e utilizada de maneira consciente e responsável, alinhada aos valores éticos e espirituais. Não é a função sexual que determina sua qualidade moral, mas a forma como é vivenciada e integrada ao propósito maior da existência humana.

Neste sentido, muito tempo ainda será necessário para superar os velhos automatismos, eis que, segundo Joanna de Ângelis, em *Autodescobrimento* "o estado de humanidade, já é conquista valiosa no curso da evolução; no entanto, é o passo inicial de nova ordem de valores, aguardando os estímulos para desdobrá-los todos, que jazem adormecidos – Deus em nós – para a aquisição da Angelitude".

Assim, antes de alcançar a fatalidade do espírito, que é a perfeição – perfeição relativa à criatura – e a consequente felicidade plena, a humanidade tem percorrido um longo e desafiador caminho ao longo dos milênios. Nesse percurso, o ser humano iniciou sua jornada nos automatismos das fases iniciais, regido pelos instintos básicos, essenciais para a preservação e a adaptação às condições primitivas de sobrevivência.

Com o passar do tempo, o espírito em evolução foi gradualmente desenvolvendo a inteligência e a razão, capacidades que lhe permitiram superar parte dos condicionamentos puramente instintivos. No entanto, mesmo nesse estágio, a humanidade continua a carregar consigo a herança atávica das experiências instintivas acumuladas ao longo de suas existências anteriores. Essa herança ainda influencia muitas atitudes e escolhas, refletindo as tendências de um passado que o espírito busca superar.

Somente após ultrapassar essa fase de predomínio das forças instintivas e racionalmente elaboradas, o ser humano estará apto a adentrar nos campos vibratórios da intuição, uma dimensão mais elevada de percepção e entendimento. A intuição, nesse contexto, é uma manifestação do espírito em sintonia com as verdades universais, que transcendem a lógica racional e permitem uma conexão direta com a essência divina e os valores superiores.

Esse processo evolutivo, embora longo, é essencial para o progresso do espírito. A caminhada das fases instintivas para a razão e, posteriormente, para a intuição representa a ascensão da consciência humana rumo à integração com as leis universais e à vivência plena do amor e da sabedoria.

Ultrapassadas as linhas gerais sobre o tema, nossos estudos podem começar por uma questão muito longe do tema Vida Afetiva. Em O *Livro dos Espíritos* vamos tomar uma questão aparentemente desconectada desse assunto, quando Allan Kardec indaga:

Q.888 - O que se deve pensar da esmola?

O que tem a esmola com a vida afetiva? Segue-se uma resposta a essa pergunta, que não nos interessa no contexto de nossa reflexão no momento, mas Kardec avança nessa questão e desdobra a pergunta:

Q. 888.a - Dar-se-á reproveis a esmola?

E os Espíritos apresentam uma resposta longa, com muitos parágrafos, trabalhando sobre o assunto e o que nos interessa particularmente é um parágrafo dentro dessa resposta que deixa para nós um conhecimento maravilhoso nesse sentido:

Amai-vos uns aos outros,
eis toda a lei, lei divina
mediante a qual governa
Deus os mundos.

E na sequência ele entra na parte que nos interessa mais particularmente:

O amor é a lei de atração para
os seres vivos e organizados.
A atração é a lei de amor
para a matéria inorgânica.

Uma frase que parece não ter muita relação com nosso assunto, mas se pararmos para observá-la, podemos destacar aqui um trecho desta resposta:

O amor é a lei
de atração para os
seres vivos e organizados.

Os seres vivos e organizados, portanto, se atraem pelo amor. Noutras palavras, o amor seria a atração que existe entre os seres vivos. Então, algo atrai um espírito para o outro, como se fosse um ímã que os vincula, e esse "algo" é o amor.

E diz a sequência:

*A atração é a lei de amor
para a matéria inorgânica.*

O que será que os Espíritos queriam dizer com isso?

No entendimento geral o que atrai um ser para o outro é a sexualidade, então como os Espíritos na Codificação dizem que é o amor? Não testemunhamos todos os dias tantas uniões no mundo animal e também no mundo hominal em que predominam os impulsos instintivos?

Para entendermos essa questão é preciso fazer uma viagem aos primórdios da vida na Terra e ao que os cientistas descobriram sobre a atração.

Lei de Atração e Amor

A afirmação de Paulo, o apóstolo, presente na questão 1009 de O *Livro dos Espíritos*, "Gravitar para a unidade divina, eis o fim da humanidade", é profundamente significativa e encontra eco em conceitos de diferentes tradições filosóficas e espirituais. Essa ideia expressa a busca essencial do espírito humano por sua origem divina, pela plenitude e pela reintegração com o Criador.

No contexto da filosofia medieval essa gravitação ressoa com a definição do *Unus Mundus*, descrito como a unidade universal que transcende as divisões aparentes entre os planos de existência. Joanna de Ângelis em *Espelhos da Alma*, ao abordar esse conceito, reforça que ele representa a harmonia intrínseca de toda a criação, a unidade essencial que conecta cada ser ao Todo. Carl Gustav Jung sobre essa ideia descreve o *Unus Mundus* como a "conexão íntima de significados que se estabelece entre cada plano de existência e todos os demais", enfatizando a interdependência e a interconexão de todas as coisas, que refletem a ordem divina subjacente ao universo.

No Renascimento, esse princípio de unidade ganha uma nova interpretação filosófica, destacando-se a visão de que o *Unus Mundus* é o modelo potencial da criação preexistente na mente de Deus, conhecido como o *Sapientia Dei* ou Poder Seminal de Deus. Essa visão sugere que toda a diversidade do universo emerge de um princípio único e criador, capaz de transformar o Nada em incontáveis formas, revelando a infinita sabedoria e criatividade divina.

Essas abordagens convergem para reforçar a ideia de que o destino da humanidade é a reintegração com o divino, movida pela evolução espiritual. Cada etapa da jornada humana – da matéria ao espírito, dos instintos à intuição, da separatividade à unidade – é um reflexo desse impulso universal de retornar à fonte original. A criação não é caótica ou fragmentada; ela é o resultado de um plano divino que interliga todos os seres em uma teia de significados e propósitos. Assim, gravitar para a unidade divina é mais do que um objetivo distante: é a essência do movimento evolutivo do espírito, que, pouco a pouco, descobre sua conexão com o Todo.

Desde a criação, há um *continuum* de energia que incessantemente se desenvolve e que se expressará no humano como arquétipos, sonhos, ilusões, anseios, constituindo os símbolos em que a psique se expressará, de forma conflitiva ou serena. Portanto, a psique não se limita ao que é expresso pelo cérebro, mas também se localiza em todo *Unus Mundus*, cuja representação se dá em toda interação e desenvolvimento das potências inatas, as quais trabalham para a edificação e conquista da plenitude no curso dos tempos.

Assim, diz Joanna, em *O Despertar do Espírito*, "tudo provém da Unidade e volve à Unidade", pois que o "universo é Uno na sua constituição, resultado do psiquismo divino, que a tudo envolve e dinamiza". Isso nos remete ao pensamento de que a contribuição individual resulta no estado coletivo, não apartando quem quer que seja da formação desse todo.

Quando observamos as construções mais complexas do universo, notamos que tudo é composto por microformas, partículas que, ao se identificarem por suas vibrações e ressonância com a força cósmica, se unem para formar a unidade básica da criação. Essas partículas não são entidades isoladas; elas representam a manifestação da harmonia universal, regida por leis divinas que permeiam todos os planos de existência.

Nessa dinâmica de relacionamento, podemos perceber a conexão entre os minerais, vegetais e animais, cada um deles expressando estágios diferentes no fluxo de energia cósmica e na evolução da consciência.

Os minerais representam a base estrutural da criação. Embora aparentemente estáticos, são compostos por partículas que vibram em harmonia, formando as bases de sustentação para os demais reinos. É a partir deles que os elementos essenciais à vida se organizam e se transformam.

Os vegetais, em sua simplicidade, mostram um avanço significativo, pois já possuem a capacidade de captar e transformar a energia cósmica em vitalidade, manifestando uma forma rudimentar de interação com o meio. Essa etapa evidencia um passo adiante na complexidade da vida, que se torna mais dinâmica e adaptativa.

Os animais, por sua vez, diferem dos anteriores pela presença dos instintos, que os impelem de maneira mais intensa aos impulsos vitais. Os instintos são expressões primárias da energia cósmica, orientando os animais em suas necessidades básicas de sobrevivência, reprodução e interação social, além de revelarem os primeiros passos de uma consciência emergente.

Essa progressão demonstra a unidade da criação, onde cada reino representa um degrau na ascensão da energia cósmica em direção à complexidade e à consciência. Essa cadeia interconectada reflete o propósito divino de evolução contínua, onde tudo, desde o mais simples mineral até o ser humano, participa de um processo de transformação e integração com o Todo.

Portanto, ao reconhecermos que as partículas vibram em sintonia e que os reinos interagem de forma harmoniosa, percebemos que a evolução não é um processo isolado, mas um movimento unificado, regido pela força cósmica que atua em todas as coisas. Essa visão nos convida a refletir sobre a interdependência de todos os elementos da criação e sobre o papel de cada ser no grande projeto universal.

A energia sexual não apareceu de repente na Terra, nem sua manifestação primeira se deu com o ser humano, mas como é que ela evoluiu?

Para tanto, numa observação prática, tomemos o exemplo que veio a luz em 1869, ao se iniciarem as discussões sobre o conhecimento da Química. Nessa época tivemos um grande contributo do pesquisador russo Mendeleiev que nos trouxe um conhecimento incrível, a tabela periódica, que apresenta as famílias de compostos químicos. Muitos de nós a conhecemos de nossos estudos no ensino médio.

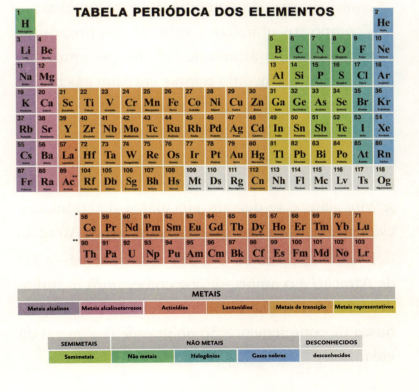

Na primeira coluna estão os alcalinos – lítio, sódio, potássio, césio, dentre outros. A característica deles é ter um próton como valência. Como têm um próton sobrando, eles vão ter interesse muito grande em se conectar com os que estão na penúltima coluna – flúor, cloro, iodo, dentre outros. Nessa coluna falta um próton para completar a camada de elétrons, ou seja, a condição do átomo para que ele feche em equilíbrio. Então, se juntarmos um átomo de lítio com um átomo de flúor, eles se atraem e se conectam (*A atração é a lei de amor da matéria inorgânica*).

Esse processo de combinação e recombinação dos compostos químicos é o início dos propósitos de afinidade. Um átomo de lítio não se aproxima de um átomo de neônio porque ele é um gás nobre, e, por isso, não sente necessidade de estar conectado a nenhum outro elemento químico.

Essa harmonia do Universo, através da qual os elementos químicos se buscam – e têm preferências, se vinculam e se deixam vincular a determinados elementos e não a outros – se chama Lei de Atração.

E nessa resposta de *O Livro dos Espíritos* – a Lei de Atração é o amor – é que começamos a aprender a selecionar parceiros, a exercitar o processo de busca de complementação no grande fenômeno da vida.

Quando observamos, por exemplo, uma molécula resultante da conexão de átomos de elementos químicos diferentes, ali ocorre uma espécie de eleição entre esses átomos, ou seja, um átomo de um elemento "escolhe" a qual átomo do outro elemento se ligará. Até quando temos elementos da mesma valência, por exemplo, um lítio e um sódio: o lítio é muito mais eletropositivo que o sódio, então entre um e outro, o átomo de flúor vai preferir um em detrimento do outro. Noutras palavras, até dentro da mesma valência, dependendo da posição na hierarquia que esse indivíduo esteja na tabela periódica, ele será mais prevalente do que o outro. São indícios de processos de eleição que nós encontraremos nesse grande mecanismo da vida.

Então, o que temos aqui? Qualquer átomo de lítio é um átomo de lítio, todos os lítios são iguais, portanto. Para compor o cloreto de sódio, que é o sal de cozinha, todos os átomos de cloro são iguais entre si e todos os átomos de sódio são iguais entre si. A eleição para conexão ainda não está em nível de indivíduo, mas em nível de elemento químico. É o início do balé do amor que começa a acontecer ainda no reino mineral. Vamos encontrar aqui o início das expressões do amor porque a atração é *a lei de amor dos seres inorgânicos.*

Lei de atração na matéria orgânica

E nesta sequência podemos avançar da matéria inorgânica para a matéria orgânica. Nesse mecanismo de evolução o que vamos perceber? Existe um estágio no processo de desenvolvimento do princípio espiritual em que ele habita determinadas estruturas conhecidas por nós como vegetais.

Reprodução no reino vegetal

Nem todos os vegetais se reproduzem assim, mas, existem aqueles em que cortamos um pedaço do tronco, colocamos na terra, damos condições de sobrevivência – água, luz, calor – e naturalmente esse pedaço brota e dá origem a um novo indivíduo. Essa é uma das formas de reprodução assexuada; há várias maneiras – cissiparidade, bipartição, por esporos, e assim por diante – isso não nos importa muito agora. Não estamos muito preocupados com as reproduções assexuadas agora, o que nos interessa é a reprodução sexuada e isso existe nas flores.

Todos nós já devemos ter visto uma flor de hibisco ou papoula. A flor da papoula, como boa parte das plantas (mas nem todas), possui as duas sexualidades. A estrutura das flores, nestes casos, é masculina e feminina a um só tempo.

A parte amarelinha no centro da flor é o pólen que se encontra nas anteras formando a parte masculina. Quando passamos a mão nessa flor, sai um pozinho amarelo na nossa mão. É o pólen, que seria o espermatozoide da planta, o androceu (parte masculina). No topo das anteras aparecem pontinhas aveludadas, geralmente de outra cor, que são os estigmas, que faz parte da parte feminina da planta, o gineceu.

Então, como é dada a fecundação? A abelha vem, procurando o seu alimento, e circula por entre o pólen, suas patinhas ficam cheias de pólen, ela o deixa sobre os estigmas quando os sobrevoa. Esse pozinho descerá por um tubo comprido e, na base da flor, está o cálice, onde fica o útero, dentro do qual estão os óvulos esperando que o pólen desça para a fecundação.

Aqui temos uma estrutura hermafrodita. Nem todas as plantas são hermafroditas, mas em boa parte possuem as duas estruturas – gineceu e androceu (parte feminina e parte masculina) e ali se dá o mecanismo da reprodução. Por isso é tão importante preservar as abelhas na nossa sociedade porque elas vão facilitar o processo reprodutivo aqui. E o princípio espiritual está evoluindo nesse mecanismo na condição de hermafroditismo.

Desse estágio, passamos para as flores alógamas, que não fecundam a si mesmas, mas exigem polinização cruzada com outras flores, tais como: milho, abóbora, maracujá, cebola, cenoura.

Com o tempo essas estruturas que são vegetais vão atravessar um período de zoófitos em que elas apresentam características animais e características vegetais até que se transfiram definitivamente para o reino animal, a exemplo dos corais, medusas, esponjas (seres aquáticos). Quando o princípio espiritual alcança o reino animal existem vários modelos de reprodução.

Reprodução no reino animal

Para compreensão da evolução do processo da reprodução animal, não será abordada a condição dos primeiros animais descritos na literatura científica e espírita, mas apenas o que ocorre entre os vertebrados.

1. Os peixes

Muitos de nós certamente já tivemos a oportunidade de ver peixes subindo a correnteza do rio, enfrentando as corredeiras para seguir no sentido contrário do fluxo da água. Quando o peixe está subindo em direção às nascentes do rio, ele está indo para realizar o seu processo reprodutivo. Os peixes sobem até à nascente, onde há lagos mansos, tranquilos, com águas quase paradas. É um local diferente das correntezas, há certo marasmo na água. Ali chegarão machos e fêmeas.

Nesse local tranquilo eles excretam suas sementes: os machos excretam seus espermatozoides, as fêmeas, seus óvulos e, sem nenhum contato entre si, voltam ao curso rio abaixo. Os peixes, em princípio, boa parte deles, não assistem ao desenvolvimento de seus filhotes. E naqueles lagos as sementes vão naturalmente se encontrar, se fecundar, dando origem aos alevinos que serão os peixes adultos do amanhã.

Observemos que aqui existe um processo de reprodução onde não há um contato direto entre os indivíduos, não há relação entre o macho e a fêmea, mas já não há o hermafroditismo dentro deles. Há a estrutura masculina em um e a estrutura feminina em outro.

2. Os anfíbios

Agora, ao avançarmos na evolução, depois dos peixes, a próxima classe que surgiu no planeta foram os anfíbios, os batráquios. E o que vamos encontrar nessa fase?

O macho simula uma relação sexual, abraçando o dorso da fêmea, mas o expelir das sementes é externo. A fêmea expele os óvulos, ele expele os espermatozoides, eles se desembaraçam e seguem suas vidas e os gametas se fundem e formam os embriões que se tornarão os girinos. Aqui já houve uma individualização de parceiros. Há um direcionamento específico entre os indivíduos.

No processo de amadurecimento, esse girino passa por metamorfoses, em que o rabo vai diminuindo progressivamente e ele se torna um batráquio adulto, macho ou fêmea, e o ciclo recomeça. Aqui temos, portanto, uma evolução do mecanismo reprodutivo em relação ao que ocorre com o indivíduo na etapa como peixe.

3. Os répteis

Mais à frente, depois dos batráquios, a próxima classe que surgiu no planeta foram os répteis, a exemplo das cobras, tartarugas, jacarés e outros.

A relação sexual é interna, ou seja, macho e fêmea se encontram, mas não há uma simulação, eles se relacionam verdadeiramente. Essa nova estrutura permitirá que os gametas sejam fecundados dentro da fêmea. Eles se desenvolverão e quando estiverem num certo grau de amadurecimento, ela expelirá os ovos.

Aqui uma das grandes conquistas da evolução aconteceu: o ovo de casca dura, que permitiu o desenvolvimento fora da água.

No caso de uma tartaruga, a fêmea irá depositar os ovos na praia, vai cobri-los com a areia e abandonará o ninho. A tartaruga não verá os filhotes nascerem, mas, durante um tempo, ela gestou os filhotes dentro dela e acomodou aquelas novas vidas, pelo menos uma parte do tempo, dentro de si.

Quando as tartaruguinhas nascem, elas procuram a luz e a seguem. Os ovos eclodem à noite, então elas procuram a luz do luar refletida na água do oceano ou dos rios, correm nessa direção e se jogam.

Tem sido assim por milênios, no entanto, atualmente o avanço das cidades torna o processo de nascimento das tartarugas complicado, pois a luz artificial urbana as desorienta, então é necessário o monitoramento do ser humano para que o processo seja o mais natural possível.

4. As aves

Nas classes de seres vivos anteriores, a predominância era do uso instintivo da energia sexual.

Vimos o que ocorreu na evolução da sexualidade dos seres vivos, das primeiras moléculas até a classe dos répteis, em que não havia nenhum sentimento envolvido, apenas puro instinto.

A próxima classe depois dos répteis, ainda está longe do sentimento, porém nos dá o ponto de partida para a evolução desta característica, porque há uma mudança significativa na forma como os seres vivos se relacionam. Estamos falando das aves.

Nas aves há uma evolução em relação ao processo dos répteis que colocam os ovos e vão embora. As aves, não. Elas chocam seus ovos, ou seja, permanecem ali no ninho aquecendo-os para que se desenvolvam até eclodirem. E depois, cuidam de seus filhotes.

Embora a maioria das aves não tenha grandes ligações entre si depois do período de acasalamento, pesquisadores descobriram que algumas espécies como as araras-canindé, papagaios, dentre outros, são monogâmicas, ou seja, formam casal para a vida toda. Igualmente algumas espécies de animais de outras categorias. São exceções, mas aqui estamos falando do comportamento inicial, há milhões de anos, no período de formação de cada categoria e do que ocorre de forma geral, não de casos específicos.

Então, voltando ao cuidado que as aves dedicam aos seus filhotes, ainda não é algo que se possa chamar de sentimento, mas uma fase "intermediária" entre o instinto e o afeto. Existe uma relação, um vínculo entre a mãe e os filhotes, porque ela tem a fecundação interna e durante um tempo os filhotes ficam dentro dela; ela constrói um abrigo – o ninho, coloca os ovos; não vai embora, choca os ovos; e quando os ovos eclodem, ela cuida dos filhotes até ficarem mais adultos: alimenta-os, protege-os das intempéries e dos predadores, ensina-os a voar e a partir daí eles cuidam de si.

5. Os mamíferos

Na próxima etapa estão os mamíferos, nos quais a fecundação também é interna: os filhotes são gestados dentro da fêmea até o final da maturação, só saem no processo do parto. A diferença dos mamíferos para os demais é que eles têm mamas para alimentar suas crias. Assim, os filhotes se nutrem da própria mãe. A exceção são cinco espécies sobreviventes da classe dos monotremados, que possuem características de aves e mamíferos, ou seja, colocam ovos e produzem leite, a exemplo do ornitorrinco, mas, via de regra, mamíferos não põem ovos.

Percebamos o nível de conexão que está acontecendo, o desenvolvimento do sentimento que ocorre enquanto esse processo está se solidificando.

Então, de uma etapa em que não havia contato nenhum para esse em que há todo esse cuidado nós já temos uma relação mais estreita entre os mamíferos com suas crias, porque cuidam delas até certo período – até ficarem razoavelmente adultas – alimentando-as de si mesmo com o próprio sangue (o leite é produzido a partir do sangue) para que possam viver.

6. Os primatas

Observemos agora uma condição de mamífero próxima de nós. Nós somos originários de uma estrutura de primatas: a nossa estrutura familiar, de vínculos, de história, tem muito a ver com aquilo que os primatas são. Quando vemos uma macaca com seu filhote bem agarrado nela, percebemos que já está sedimentado dentro desse indivíduo um processo de vínculo, de estreiteza de afeto que está acontecendo dentro do que nós podemos chamar de Vida.

Em um experimento, mostrado pela BBC, com um bando de macacos, os cientistas colocaram um robô em forma de filhote de macaco e que simulava que estava morrendo.

Os macacos ficaram aflitos com a morte daquele filhote que nem era deles. Eles tentavam insistentemente interagir com o "macaco" que estertorava, não ficava em pé e depois "morreu". O bando circundou o "filhote" e demonstrou profundo abatimento.

Vemos aí a compreensão de vida, de morte, a preocupação com alguém, que é fruto desse mecanismo longínquo que vem se estruturando na mente das criaturas para a formação da nossa visão do existir.

2

ENERGIA AFETIVA E SEXUAL NO SER HUMANO

Os homens primitivos

Ao trazer as reflexões sobre a evolução do uso das energias afetivas para mais perto de nós, observamos que uma família de homens primitivos é oriunda dos primatas e vive numa condição ainda bastante rudimentar, porém há um elemento sempre presente: seus membros vivem em grupo. O homem é, portanto, um ser gregário.

Quando Aristóteles disse isso, os gregos não sabiam de antropologia, nem do mecanismo da evolução, não conheciam nossas origens ancestrais –

com exceção de Anaximandro, que, naquela época, já imaginava que as espécies evoluíam, uma das outras. Mas, eles percebiam a natural forma de valorizarmos esse processo de conexão progressiva. E aqui estão surgindo os primeiros rudimentos do amor, as primeiras expressões de família.

Essa imagem é muito comum em outras espécies: os machos juntos no bando, protegendo as fêmeas e as crias. Quando ocorre uma tentativa de ataque de leoas a uma manada de gnus, estes fazem uma formação em que colocam as fêmeas e as crias no centro e os machos ficam virados para fora para defender o bando.

Aqui vemos como se dá o grande mecanismo da evolução das espécies e do surgimento do amor. Vamos encontrar esse processo evolutivo muito lento, discutido nas obras de biologia e apoiadas no pensamento de Charles Darwin e também de Hugo de Vries, belga que trouxe a teoria sintética da evolução, ou mutacionismo, uma revisão dos conceitos de Darwin que hoje é mais aceita pela comunidade científica. Temos aqui o mecanismo da evolução. E a grande pergunta é: por que a evolução das espécies aconteceu dessa forma?

O que move as criaturas, o que move os indivíduos a realizarem esse trabalho progressivo de amadurecimento da sua percepção de vida, da sua sexualidade? O que se tem de notícias na literatura espírita sobre essa questão?

Emmanuel nos traz no capítulo 5 da obra *Vida e Sexo* que na estrutura psicológica do ser humano existe um dispositivo, colocado por Deus dentro de nós, chamado energia afetiva. É um instinto, uma energia de busca, e na literatura espírita será encontrada com vários nomes diferentes.

Encontramos nas obras espíritas como **energia afetiva**, quando se refere a energias que estão ligadas com os aspectos da afetividade humana. Algumas vezes os autores espirituais ou encarnados designam-na com o nome de **energia sexual**, por se manifestar frequentemente nos aspectos relacionados à sexualidade da criatura. Mas, ela também pode aparecer nos textos com a designação de **energia genésica**, ou ainda como **energia criadora**.

Todos esses termos convergem para a mesma ideia: a existência dentro dos indivíduos – e quando falamos de indivíduos o ponto de partida vem do átomo primitivo, citado na questão 540 de *O Livro dos Espíritos* – da busca da conexão, da necessidade de procurarmos outros e que sejamos seres gregários.

Os seres humanos, por sua natureza gregária, não conseguem viver sem os relacionamentos que lhes oportuniza o enfrentamento dos desafios e o desenvolver dos valores que se encontram embrionários internamente. As relações com tudo e todos se dá pela via da reciprocidade contínua, porquanto ao mesmo tempo em que observa, é também observado.

Essa estrutura gregária que a humanidade possui é fruto do exercício incessante das energias afetivas. As energias que estão dentro de nós existem em todos os estágios da evolução. Quando se diz todos, se englobam aí os seres anteriores, atuais e futuros na escala evolutiva: existe em minerais na forma da atração química; nos vegetais, pelo processo de polinização; no mecanismo através do qual as plantas depois se diferenciam, surgindo a planta com flor masculina e outra com a flor feminina. Flores diferentes, cujos pólens precisam ser intercambiados para que ocorra fecundação; os animais que vão progressivamente desenvolvendo seus vínculos até alcançarem a condição hominal.

Tudo isso é o grande e belíssimo mecanismo da evolução.

Mas quando se alcança o estágio de ser humano, o instinto está desenvolvido e será o momento de desenvolvermos a razão, pois o nosso mecanismo de desenvolvimento das energias afetivas foi trabalhado sempre dentro de uma coletividade. Então, temos em uma matilha o macho alfa, que cruza com todas as fêmeas do bando, e os outros não conseguem cruzar. Se desafiarem o macho, ele vai lutar, vai expulsá-los da matilha, até o dia em que ele tentar expulsar um jovem macho e vai perder a luta e aquele que ganhar passará a ser o alfa e a vida segue.

Há, portanto, um mecanismo aí que não é escolha de um parceiro. Nossa ancestralidade tem esse perfil. E isso não ocorre apenas na matilha, pois ao chegar à condição de chimpanzés também encontramos o macho alfa que comanda o grupo e ele determina tudo: as fêmeas não podem cruzar como os outros machos, ele impede, castiga, expulsa e existem várias situações curiosas dentro dessas comunidades, entre esses indivíduos que estão ainda se aproximando da espécie humana. Há casos de um espécie de burla daquele sistema social: se uma fêmea aceita o convite de um macho que não é o alfa e eles tiverem uma relação sexual e depois isso for descoberto, o alfa castigará a fêmea e o macho, ele humilhará o casal que desobedeceu às suas ordens.

Eles ainda estão na condição infra-hominal, mas observemos como vai sendo sedimentado dentro de nós, uma série de ideias, um sentimento de posse, de autoridade sobre o outro, de uso das pessoas e isso vai fazendo com que os indivíduos fiquem cada vez mais automatizados nas suas condutas sexuais.

Ao chegarmos à condição hominal há vários atavismos sedimentados no ser.

No obra de André Luiz, *No Mundo Maior*, que trata sobre o psiquismo humano (sobre assuntos psiquiátricos), o enredo se passa numa visita de 30 dias de André Luiz e o mentor Calderaro a um sanatório psiquiátrico. E aí desfilam uma série de casos, dramas que a criatura humana possui, e a obra trata dessas questões, sob a orientação de Calderaro.

No capítulo 11, cujo título é *Sexo*, Calderaro faz uma pausa na narrativa para expor uma discussão técnica, filosófica e científica, do entendimento da sexualidade. Não é relato de caso específico. Calderaro trabalha os conceitos de sexualidade, trazendo-nos determinadas informações muito importantes.

Vamos encontrar um diagrama que ele faz sobre a nossa ancestralidade e seu questionamento: como vivíamos na condição gregária do período pré-histórico, nas nossas heranças ancestrais de sexualidade, e naquelas relacionadas aos nossos aspectos mais ligados à afetividade, quando vivíamos numa condição tribal?

Transição da vida nômade para sedentária

No princípio, um grande número de pessoas caminhava junto e muitos deles eram até parentes, mais próximos ou mais distantes, mas constituíam uma tribo que vagava procurando comida enquanto eram nômades. Depois que descobriram a agricultura se tornaram sedentários. Eles continuaram sendo tribo, mas numa estrutura diferente.

Essa tribo ancestral, na medida em que o indivíduo desenvolve as suas potencialidades e a sua intelectualidade, se converterá em outro elemento. Vamos desenvolver a vida que temos hoje, de homem moderno, a condição de chamar de família, ou a grande família constituída pelos mais diferentes tipos de vínculos familiares. Aquilo que antes era a caverna ou a cabana improvisada onde as pessoas moravam, o ambiente onde o pequeno grupo se instalava para morar, terá agora uma nova expressão e será apresentada na obra de André Luiz com outro nome: lar.

Então está se dando um processo de evolução, que surge de que? Do aprendizado, da repetição das experiências, tantas vezes quantas forem necessárias, até que eu consiga ser capaz de transformar a tribo em família e a caverna em lar.

E se consiga mudar o que no ontem tínhamos como defesa armada, para defendermo-nos pela violência, em que os homens primitivos, na entrada da gruta estavam todos armados e assim se defendiam. A discussão era feita na base da violência, da luta entre os indivíduos.

Não será mais assim, ao evoluir, etapa por etapa, na trajetória milenar. Não devemos ter na sociedade moderna uma condição na qual a pessoa se defenda com uma arma. Uma vez estabelecida uma civilização em que existam leis, e essas leis sejam obedecidas, em que exista ordem, exista respeito à legislação, exista o justo processo legal, a defesa armada vai sendo naturalmente substituída pelo Direito. Quanto mais temos a expressão do Direito apresentado como o instrumento balizador das condutas, significa que a civilização está mais evoluída. Quanto mais o Direito norteia o que é certo, o que é errado, e se discute as contendas sem necessidade da violência armada, esta é uma sociedade mais evoluída.

Se eu tenho que lutar, matar alguém, agredir, algo não está funcionando. Ou, de repente, esses indivíduos ainda são primitivos ou essa sociedade pode estar enferma e, estando enferma, de repente podemos ter a possibilidade de que, mesmo que já tenham certo grau de instrução, estejam usando a violência. Pode ser um sinal de que ainda há muita violência dentro de nós.

O que no passado era terreno hostil, mata fechada, repleta de perigos por onde nos embrenhávamos defendendo-nos com armas, morando em habitação primitiva, isso foi naturalmente sendo trabalhado. A caverna virou lar, a defesa armada virou o Direito, e aquilo que era uma floresta selvagem hoje é identificado como sendo a lavoura pacífica, exercício interminável das experiências para sedimentar as conquistas que o homem precisa ter no grande mecanismo da vida.

Há progresso naquilo que era impulso, e aqui estamos falando de sexualidade, porque as relações do ponto de vista sexuais no período pré-histórico eram puramente movidas pelo instinto, por um desejo, apenas para a procriação; era o cio que movia os indivíduos a terem relacionamentos. Agora, os impulsos irrefletidos no campo da sexualidade terão que se converter naturalmente num grande processo de comunhão de ideais. Então tem que nos aproximar, não por instinto, por desejos puramente sexuais, mas pela comunhão de afetos, pela identidade de vidas, pelo prazer da convivência.

E Calderaro diz mais ainda: aquilo que no passado era chamado de território, onde os homens primitivos se colocavam e utilizavam armas para defendê-lo, agora vai se chamar pátria. E aquilo que era chamado barbárie agora será chamado de civilização.

Quantos anos para isso? Quantas décadas, séculos, milênios? Quantos milhares de milênios para que consigamos sair da condição primitiva e chegar à condição de hoje?

O ancestral em nós

Sem sermos pessimistas, o Homo Erectus, o nosso ancestral, que foi o primeiro a ficar em pé, surgiu há um milhão de anos e nossa civilização tem pouco mais de seis mil anos. Admitir dez mil anos de civilização seria um número confortável, porque pegaria o Neolítico. Se considerarmos dez mil anos para a civilização e um milhão de anos para o Homo Erectus significa dizer que 99% do tempo foi pré-história e 1% é história. Temos, pois, 99% do nosso tempo vivendo de maneira primitiva, cheia de impulsos de sexualidade que estão ligados com a nossa ancestralidade; e 1% do nosso tempo lutando para conseguir domar os nossos impulsos.

No livro *Momentos de Saúde e de Consciência*, Joanna de Ângelis nos diz que temos automatismos imensos e que cultivamos por muito tempo e então, precisaremos de outro tanto de tempo para criar novos automatismos que substituam os antigos. Hoje temos certos condicionamentos comportamentais em que dizemos: "Diante de uma situação eu funciono assim"; ou então "Ah, não, eu não consigo. Quando eu vi já tinha gritado, ofendido, eu não consigo!". O que é isso? Automatismos, atavismos comportamentais, que estamos trazendo lá de trás.

No campo da sexualidade não é diferente, temos circunstâncias parecidas em que trazemos condutas que têm a ver com isso, ou seja, trazemos heranças comportamentais de nossa ancestralidade que se refletem nas atitudes de hoje e continuarão, junto com as que desenvolvermos nas várias existências futuras, a moldar o nosso caráter. Na verdade, como diz André Luiz, no livro *Agenda Cristã:* "diante de teus desejos de luz, tens milênios de sombras".

Salientamos, portanto, que trazemos uma história ancestral imensa, com todo esse conjunto de comportamentos. É por isso que ainda temos tanta impulsividade no campo da sexualidade. Estamos ainda muito movidos por determinados sentimentos que têm muito a ver com essa fração da animalidade que ainda vive em nós.

E estamos agora numa nova fase em que precisamos passar por uma mudança. Esse é o desafio da hora, vencer a animalidade. Por quê? Porque o desafio da intelectualidade, fazer fogo, construir uma cabana, não é mais desafio, isso já passou. O desafio agora é ser gente. É verdadeiramente erguer-se, não mais como o Homo Erectus que se ergueu na coluna vertebral e ficou em pé. Mas, erguer-se moralmente, esse é o desafio.

Alguém pode dizer: "Ah, mas é difícil!". Claro que é difícil! É um mecanismo para milhares, milhões de anos para frente. Só que precisamos saber para onde temos que ir, para que possamos de fato aproveitar a oportunidade. Então, sem dúvida nenhuma, ainda grita dentro de nós a presença dessas energias ancestrais.

Realmente muitas vezes o esforço para fazer um processo de ruptura é pouco ou às vezes somos frágeis mesmo, estamos num processo de aprendizado. Às vezes, nós estamos melhor, outras vezes, não. Ainda somos almas em profundo processo de dificuldades.

3

OS PRIMÓRDIOS ESPIRITUAIS DA HUMANIDADE

Um período bastante significativo para o surgimento dos princípios espirituais é o período chamado Neolítico, há cerca de 10.000 anos.

Antes, na era do Paleolítico, período em que trabalhávamos as nossas ferramentas, estávamos focados no desenvolvimento da intelectualidade. Não havia o aspecto moral. Não se discutia sobre as questões morais como o perdão e caridade. A preocupação era construir uma ferramenta para caçar melhor, para defender-se contra o predador ou construir um abrigo (casa).

O homem paleolítico buscava uma forma de sobreviver e no Neolítico o ser humano estava em busca de se desenvolver.

A Ciência tem dificuldade para explicar o período Neolítico, mas a Doutrina Espírita nos esclarece porque nós passamos tanto tempo no Paleolítico e apenas a 10.000 anos aproximadamente da Era atual, ingressamos no Neolítico, ou seja, no último 1% da curva, nós fizemos um avanço absurdo.

Observemos as roupas que os homens do Neolítico usavam, vejamos como tratavam o domínio do fogo e as cabanas em que viviam. Eles sepultavam seus mortos com suas tigelas, seus objetos, seu machado... Por quê? Porque desde esse período eles já sabiam que existe vida após a morte.

Isso não é informação da Doutrina Espírita e sim da Antropologia, que afirma que no período Neolítico as pessoas eram sepultadas com seus pertences porque achavam que a vida continuava. E de onde vinha essa ideia? Eles viam os mortos. Os xamãs, os feiticeiros, os magos, os bruxos, enfim, como queiramos chamar, nada mais eram do que médiuns que viviam nessas comunidades, viam os mortos circulando na tribo tal qual se apresentavam em vida. A pessoa aparecia com suas roupas, sua machadinha, acompanhava seus parentes.

A conclusão sobre essas aparições é que estavam vivos de outro modo. E se existe vida após a morte tem que deixar levar seus objetos para usar nessa nova existência. Então havia toda uma percepção desde a pré-história sobre a sobrevivência da alma.

Um ponto interessante sobre isso se dá pelas pesquisas e viagens feitas por Carl Gustav Jung, onde foi possível depreender a respeito dos rituais funerários em diversas culturas e sociedades, e de suas observações de padrões, símbolos e ideias semelhantes. O termo arquétipo deriva do grego *archétypon*, modelo ou padrão, e foi proposto por Jung em 1919 para designar o "conjunto de imagens psíquicas do inconsciente coletivo que são patrimônio comum de toda a humanidade". Jung nomeia arquétipo como "[...] um modo herdado de funcionamento", onde cada ser manifesta um padrão de comportamento, de origem apriorística (que vem antes), como um modelo, uma matriz comportamental. Em outras palavras, são estruturas universais e atemporais do inconsciente coletivo que influenciam os padrões de comportamento, pensamento e sentimentos humanos. São como imagens primordiais ou modelos herdados que emergem no inconsciente coletivo da humanidade, funcionando como bases universais compartilhadas por todas as culturas.

O filósofo Platão abarcava o mundo das ideias eternas, dos arquétipos ou dos protótipos como o mundo verdadeiro, que é um exemplo desse modelo participando no inconsciente coletivo.

Vale dizer que a singularidade de cada indivíduo é uma conquista no tempo e no espaço, que lhes oportuniza diferenciar-se uns dos outros no que se refere à própria essência do espírito imortal. Todavia, há os movimentos comportamentais que são reproduções das funções que aos poucos foram sendo conquistadas e que se expressam de forma autônoma, tais como respiração, digestão, batimentos cardíacos e assim por diante. São, portanto, conquistas diferentes.

Os migrados de outros orbes

Segundo a Doutrina Espírita, o que marca essa mudança brusca é que nesse período dá-se a chegada de indivíduos marcados por um grande avanço intelectual. Era a chegada de Espíritos migrados de outros lugares do Universo. Eles começam a chegar durante o período do homem primitivo, e vêm para retirar o Homem da Pré-História e entregá-lo para a História. Muitos chegaram à Terra no período anterior ao que chamamos de História em si.

Mas, ao observarmos os sepultamentos da pré-história, não há muito interesse pela questão moral. Começa, porém, a existir o sentido de família, os laços, a percepção da morte, da espiritualidade. Surgem os primórdios da questão de afeto.

Para ilustrar quão embrionário era o afeto a coleção *História Universal*, de Will Durant, conta que na pré-história se a mulher dava à luz a gêmeos ela era morta porque a crença era que a mulher só poderia gerar um filho por gestação. Se ocorreu o nascimento de mais de um, concluía-se que ela teria sido infiel, um dos filhos era de outro homem. Então, de certa maneira, o gene na espécie humana que predispõe a mulher a ter gestações múltiplas foi sacrificado desde o princípio, porque muitas mulheres que tinham essa condição foram eliminadas na pré-história. Essa a razão para termos, hoje, tão poucas ocorrências de gêmeos.

O legado da afetividade

Vejamos o legado da afetividade que também está no capítulo 11 do livro *No Mundo Maior*. André Luiz diz que os Espíritos, como todos nós sabemos, não têm sexo como entendemos, conforme a questão 200 de *O Livro dos Espíritos*. Eles encarnam, vivendo experiências masculinas e experiências femininas e nesses dois flancos da vida, vão desenvolvendo determinadas habilidades. É interessante porque isso acontece em todas as culturas. Há quem diga que os arquétipos masculino e feminino são um processo cultural, porque fomos educados assim. Mas, nas diversas civilizações isso aconteceu. É algo que parece vir da própria estrutura de funcionamento da criatura. Quando temos experiências no campo masculino, nos aproximamos do arquétipo masculino; e quando as experiências são no campo feminino nos aproximamos do arquétipo feminino. Com o tempo é possível que se cristalize dentro de nós o arquétipo de um ou do outro em função das múltiplas vivências que tivemos ao longo de nossas várias encarnações.

E nesse sentido a obra citada nos fala que existem dois universos: nas experiências que o indivíduo tem, em suas diversas encarnações, a depender do flanco da vida em que encarna, desenvolve uma capacidade de ser identificado por sua energia, sua coragem, sua capacidade de realização. Esse é um arquétipo. E quando alguém tem encarnações sucessivas no outro flanco, ao invés da energia desenvolve outra característica, a delicadeza, a ternura para cuidar da prole, cuidar dos filhos: é preciso ter alguém com esse tipo de perfil para que se consiga êxito na criação. Se fosse diferente, talvez a probabilidade de sucesso numa gestação fosse muito menor. Isso ocorre em todas as culturas, e no reino animal também se observa este fenômeno.

No campo onde está a energia o indivíduo também desenvolve a fortaleza e no outro flanco da vida, ao invés de desenvolver a fortaleza, desenvolve a humildade, em vez da força, a ternura, num aprendizado para o Espírito.

Então, como o Espírito encarna ora em corpos masculinos, ora em corpos femininos, encarna nos dois lados para aprender energia e aprender ternura e assim por diante. Ainda que o indivíduo se identifique com um dos lados de maneira mais efetiva esse processo de alternar é constante, tal como a estrutura da molécula do DNA, que tem uma hélice à direita, outra à esquerda e elas vão girando e daqui a pouco a que está à direita, está à esquerda e assim, sucessivamente. A encarnação vai acontecendo também assim e, quando conveniente e não de forma rígida e inalterada, vamos mudando de flanco da vida para aprender o que existe nesses dois arquétipos. Isso é o que André Luiz nos coloca:

a) Arquétipo da energia, fortaleza, poder;

b) Arquétipo da delicadeza, ternura, humildade.

De um lado é um arquétipo marcado pelo desejo de manter o poder: ficar na liderança, sentar no trono, determinar sobre a vida dos outros, enfim, exercer o mando. Do outro lado, ao invés de buscar o poder, busca a delicadeza, a ternura, a humildade. Todos nós temos muito que aprender nesse quesito. Quem está muito de um lado tem que aprender as habilidades do outro lado. Em vez de mandar, exercer a delicadeza, a mansidão; ao invés de ter foco só na inteligência, no raciocínio, desenvolver o sentimento.

Dualidade humana: misto de sombra e luz. É preciso conjugar os dois flancos para encontrar a *hominalidade*. De um lado a iniciativa, do outro a intuição. De um lado a sabedoria, o conhecimento de todas as coisas, do outro, o amor.

A diferença entre a energia e a ternura faz com que a ternura procure a fortaleza do outro, e faz com que a fortaleza se encante com a delicadeza; faz com que a inteligência seja um fator de admiração de quem tem sentimentos, mas ao mesmo tempo, o amor cativa aquele que desenvolveu a sabedoria.

Então, existe uma busca recíproca entre os dois universos exatamente porque um olha para o outro e entende ali algo que lhe falta. E essa visão do *Yin* e *Yang* da vida que vai fazer com que nos busquemos.

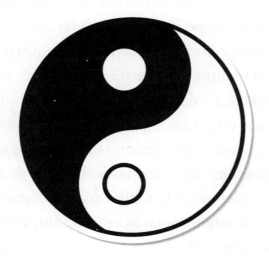

Em relação a esse ponto, tem-se, com base na teoria de Carl Gustav Jung, que há dois arquétipos que explicam sobre essas polaridades que são a teoria de *anima e animus*, sendo que o arquétipo da *anima* constitui o lado feminino da psique masculina e agrega as experiências que o homem teve relacionando-se com a mulher ao longo do tempo da história humana. Já o arquétipo do *animus* compõe o lado masculino da psique feminina, representando toda a experiência da mulher com o homem ao longo do tempo.

A função principal desses arquétipos é servir de ponte entre o consciente e inconsciente, além de contribuir para a escolha dos relacionamentos afetivos, pois constantemente fazemos projeções das imagens guardadas no inconsciente.

Ao ampliarmos o olhar com o Espiritismo, compreendemos que certamente a vivência em polaridades opostas em encarnações passadas auxilia a formar a figura da *anima e animus*, tornando as duas concepções como complementares e, não divergentes.

Assim sendo, nos traz Joanna de Ângelis que o Espírito, porque assexuado, mergulha no corpo físico, ora exercendo uma polaridade, ora outra, que o caracteriza como feminino ou masculino, propiciando a reprodução e ensejando-lhe sensações e emoções variadas que fazem parte do seu processo evolutivo. O comportamento vivenciado em cada anatomia e função sexual, irá responder pelo arquétipo *anima e animus*, ambos tornando-se parceiros psicológicos invisíveis que, em alguns casos, geram conflitos, quando um deles predomina no comportamento emocional diferindo da estrutura física do indivíduo.

Por fim, André Luiz mostra a evolução do mecanismo do sentimento. Ele diz que na rudeza da animalidade o que nos fazia interessar pelo outro era simplesmente o desejo: alguém olhava o outro, tinha desejo sexual nele, mantinha o relacionamento; findo o relacionamento, não havia mais interesse nenhum. Exatamente como um animal no cio: concluída a cópula, está findo o interesse.

A evolução do exercício da convivência desses dois universos transformaria o desejo no sentimento de posse. Mas, posse ainda é um sentimento muito animalesco. No entanto, posse significa mais do que desejo, pois o interesse prossegue mesmo após o ato sexual. Na posse eu uso, mas eu mantenho. Já começamos a desenvolver uma predileção. É ruim, sem dúvida, mas faz parte do desenvolvimento da afetividade. É uma fase que, caso ainda a tenhamos, demonstra primitivismo e é imperioso superar.

A posse do outro, ao evoluir, se transforma em **simpatia**. O ser começa a se agradar da companhia do outro. Espíritos simpáticos voltam a se encontrar. Quando há só o desejo, não necessariamente os Espíritos se encontram. Na posse, se houver mágoa ou ódio entre as partes pode ser que se reencontrem, não na condição necessariamente de marido e mulher, mas pode ser que se vinculem em outros arranjos familiares.

Agora, ao criar-se o vínculo de simpatia, aqueles Espíritos que se tornaram mutuamente simpáticos, começam a se eleger para encarnações futuras. A simpatia evolui e se transforma em **carinho**. A simpatia é um sentimento de se agradar da companhia do outro; no carinho o indivíduo quer se aproximar e cuidar do outro.

Observemos o quanto esse sentimento evoluiu: do desejo para a posse; da posse para a simpatia; da simpatia para o carinho. Precisamos subir nessa escala. Muitos de nós ainda estamos presos nas etapas anteriores.

O carinho evolui para o chamado **devotamento**. Ser devotado é mais do que ter carinho, é se preocupar de fato com a pessoa e cuidar dela quando ela precisa. No devotamento há uma ação duradoura em favor do outro, não apenas ações isoladas, como na fase do carinho.

Depois do devotamento vem a **renúncia**. Quando amamos alguém naturalmente fazemos renúncias. Como diz uma lenda indiana, sobre a criação da mulher: "o amor é como plantar uma árvore na janela. Quando se ganha a sombra na janela, perde-se um pedaço da paisagem". Isso é renúncia. Ao amar alguém se está ganhando alguma coisa e abrindo mão de outra, sempre. O amor exige renúncia, temos que abrir mão de algo porque consideramos que estar com essa pessoa é melhor.

E no topo, segundo a obra de André Luiz, está o **sacrifício**. Eu me sacrifico em favor do outro, que é meu parceiro.

Observemos que a renúncia é abrir mão de algo em nosso favor, para atender a outrem. Já o sacrifício vai além, porque arranca de si, para entregar ao outro. Na renúncia deixa-se de receber algo para atender outrem. No sacrifício, não é apenas deixar de receber, mas arrancar algo que já seja seu, com sofrimento, mas sem infelicidade.

Nessa estrutura dinâmica da vida, é inegável que "O ser humano necessita do calor afetivo de outrem, mediante cuja conquista amplia o seu campo de emotividade superior, desenvolvendo sentimentos que dormem e são aquecidos pelo relacionamento mútuo, que enseja amadurecimento e amor" (*O Despertar do Espírito*).

Desta feita, Joanna explica que o instinto gregário, que se apresenta no animal e no ser pensante, se expande, estimula o ego não adoecido a preservar o clã, gerando apegos ao defender os seus, de modo que os interesses giram em torno daquele grupo doméstico, numa importante experiência para desenvolver a capacidade interior de zelo e proteção, para mais tarde, expandir-se para toda a humanidade como a grande e legítima família.

Em se tratando de família, é nela que os indivíduos reencontram-se em nova oportunidade de romper com os laços do egoísmo, adentrando na experiência da solidariedade e fraternidade, que se estenderá para a sociedade em geral quando tais valores estiverem bem consolidados.

Portanto, os relacionamentos domésticos são profundos e inevitáveis, sendo positivos ou não, de modo que nos casos em que há espíritos antipáticos entre si, o desafio será transformar os laços de consanguinidade em laços de afetividade. Como bem nos orientou Allan Kardec nos casos em que a parentela, por conta do liame familiar, promove uma ligação posta nas regras sociais, a depender de cada sociedade. Tal se dá além dos deveres impostos por leis para com a família carnal; sem contar os deveres morais que os regramentos não alcançam, mas que há uma exigência do grupo para seu cumprimento (*O Evangelho Segundo o Espiritismo*, *cap.XVI, item 8 – a parentela corporal e a parentela espiritual*).

Neste sentido, conduz-se ao desenvolvimento dos valores intelecto-morais e éticos a fim de que o indivíduo amplie sua capacidade de amar em sentido amplo, primeiramente amando a si mesmo, ao próximo e a Deus, já que não há crescimento psicológico sem o enfrentamento das dificuldades afetivas.

Sobre isso, diz-nos Joanna de Ângelis, na obra citada: "Mede-se o desenvolvimento e a maturidade psicológica de uma pessoa, quando o seu relacionamento no lar é positivo, mesmo que enfrentando clima de hostilidade ou de indiferença, que o prepara emocionalmente para outros cometimentos na convivência social".

O aprendizado e a estruturação no seio da família constituem a base essencial para a formação da conduta do indivíduo. É no ambiente familiar que se assimilam os primeiros valores, princípios e padrões comportamentais, que servirão de alicerce para a interação com a sociedade. Essa influência inicial molda não apenas o comportamento, mas também a forma como o indivíduo percebe a si mesmo, aos outros e ao mundo ao seu redor.

Quando, no entanto, o ambiente familiar é marcado por abandono, negligência, falta de aceitação ou violência, essas vivências deixam marcas profundas no ser. Essas experiências podem gerar feridas emocionais que afetam a autoestima, os relacionamentos interpessoais e até a saúde mental. Excessos de qualquer natureza, seja no cuidado, na disciplina ou na indulgência, também podem contribuir para desequilíbrios emocionais e comportamentais.

Diante dessas adversidades, o indivíduo é frequentemente levado a realizar um grande esforço de superação, buscando transformar as dores em aprendizado e reconstruir-se emocionalmente. Esse processo de superação implica na compreensão de que cada pessoa só pode oferecer o que possui, ou seja, as limitações e atitudes de outrem refletem o nível de consciência, maturidade emocional e capacidade espiritual daquele momento.

Essa percepção, embora desafiadora, é libertadora. Ela permite ao indivíduo desenvolver empatia, tolerância e compaixão, não como um ato de resignação passiva, mas como um caminho ativo de crescimento pessoal. Ademais, vale acrescentar que, mesmo assim, tem-se com isso valiosos recursos para a prática da tolerância, na busca de perceber dificuldades e limitações do outro, oportunidades para o exercício do perdão pelo estágio primário em que se encontra, além de não se deter quando o outro se recusa à mudança, sob qualquer justificativa, como num "aparente impedimento e crescendo sem amarras emocionais com a retaguarda" (*O Despertar do Espírito*).

Nos relacionamentos em que a comunhão sexual ocorre predominantemente sob o influxo da libido, Joanna de Ângelis destaca que, quando os interesses envolvidos são impulsionados pelo anseio de posse e pelo prazer hedonista, o encantamento inicial da relação é, com o tempo, inevitavelmente desfeito. Esse desgaste abre espaço para sentimentos negativos como desinteresse, ressentimento, e, em casos mais intensos, ódio e desejo de vingança, que podem até se estender para o futuro, criando laços de sofrimento e desajuste entre os envolvidos.

Joanna esclarece ainda que, ao passar o período de novidade, as relações sem fundamentos sólidos são frequentemente absorvidas pela rotina, especialmente quando baseadas em interesses egoicos centrados exclusivamente na sexualidade e na busca unilateral pelo prazer. Nessas condições, o vínculo perde o propósito evolutivo, tornando-se uma fonte de conflitos e insatisfações.

Para que um relacionamento seja duradouro e harmonioso, é imprescindível que ele vá além da dimensão sexual. Joanna enfatiza a importância do contributo da amizade, onde o companheirismo e o respeito mútuo se tornam pilares essenciais. O desejo de satisfação recíproca, sem a predominância de um sobre o outro, é igualmente crucial para criar um ambiente de troca de valores, crescimento mútuo e fortalecimento de interesses que transcendem o físico.

Para tanto "A fidelidade no relacionamento com parceiro conjugal ou não, quando há compromisso sexual, é preponderante, porque demonstra a autenticidade do sentimento que a ambos envolve. Quando se apresentam falsas necessidades de novas experiências, defrontam-se transtornos emocionais, insegurança psicológica, debilidade de caráter ou futilidade ante a vida... A promiscuidade de qualquer natureza é sempre síndrome de desequilíbrio emocional e de primarismo moral" (*O Despertar do Espírito*).

Para a benfeitora Joanna, a monogamia representa um momento de evolução sócio moral, pautada no respeito mútuo, sem predominância de um gênero sobre o outro. Tais valores são imprescindíveis para o estabelecimento e permanência dos momentos de prazer e paz, sem os quais, há predominância das paixões asselvajadas: instintos de posse e inquietação, passando a falsa ideia de que matrimônio é escravidão, encarceramento, perda de liberdade; e para compreender que a liberdade agora se expressa no entendimento de que o companheiro faz parte de sua existência e a este se deve o respeito da partilha relacional.

Feitas essas observações sobre a evolução da energia afetiva e como está intrinsecamente ligada aos aspectos espirituais da vida, vejamos de que forma canalizamos essa energia para o uso de acordo com as propostas que a Doutrina Espírita nos oferece.

> Ser devotado é mais do que ter carinho, é se preocupar de fato com a pessoa e cuidar dela quando ela precisa. No devotamento há uma ação duradoura em favor do outro, não apenas ações isoladas, como na fase do carinho.
>
> - Jorge Elarrat

4

CANALIZAÇÃO DA ENERGIA AFETIVA

Joanna de Ângelis traz que a experiência da sexualidade, mais do que uma necessidade e característica biológica, é uma função que procede do espírito. O que se pode depreender disso é que o comportamento sexual em uma existência molda as condições emocionais e estruturais para a evolução moral futura. A sexualidade, neste sentido, deve ser utilizada como um instrumento para a cocriação e como parte do processo de ascensão espiritual, refletindo as leis divinas na promoção da vida e do amor (*Amor e Sexualidade*, 2018).

Para tanto, a energia sexual deve ser utilizada de forma ética e com propósito moral elevado, obedecendo a um código que respeite suas finalidades superiores. O uso inadequado resulta em desequilíbrios emocionais e espirituais, que exigirá reparação em encarnações futuras. Embora tenhamos costumeiramente vinculado o sexo ao amor, este é considerado uma manifestação superior e independente das sensações físicas. O amor real transcende a sexualidade, expressando-se nas afinidades e nos ideais elevados.

O pensamento e o estado espiritual são fatores que direcionam a qualidade do uso da sexualidade, por exemplo, desequilíbrios espirituais podem levar a abusos, enquanto a canalização equilibrada promove evolução moral.

Desta forma, para abarcar esse ponto de maneira mais específica, iniciamos com a ideia de que a energia afetiva, também é chamada de energia sexual ou energia genésica.

O termo genésico se deve a uma das funções do plexo genésico sobre a afetividade do ser. Quando, por exemplo, alguém tem ódio de outro alguém ou guarda um desejo de destruir a vida de outra pessoa, tem mágoa, desajustes na emotividade, esses sentimentos lesam o plexo cardíaco, que fica na altura do coração, e não o plexo genésico.

Quando temos um desequilíbrio no campo da afetividade, do relacionamento afetivo, no aspecto da entrega sexual, na forma como lidamos com a nossa sexualidade, ou se somos promíscuos, ou seja, se não conseguimos lidar bem com as energias genésicas, o plexo genésico é que será lesado.

Odiar o sócio lesa o plexo cardíaco (lesão na emotividade). Ser promíscuo, lesa o plexo genésico. Odiar a pessoa por quem temos ardente desejo sexual, lesa os dois plexos.

A energia afetiva repousa no plexo genésico que controla os aparelhos urinário e reprodutor e as energias afetivas. Quando no futuro, numa tentativa de processo reencarnatório, um Espírito tenta reencarnar e traz esse plexo problematizado, este tem a tendência (não é obrigatório) de apresentar alguma lesão no aparelho reprodutivo ou no aparelho urinário por conta do bombardeamento que esse plexo fará nas estruturas embriogênicas durante o processo de formação do novo corpo.

Então, as três nomenclaturas que temos para designarmos essa energia – sexual, genésica, afetiva – se referem a idêntico conceito ou ideia. E na literatura que a Doutrina Espírita nos oferece ainda há um quarto termo – energia criadora.

Energia criadora

Por que é chamada de energia criadora? Porque é daí que tudo se cria, os ideais de criação, os corpos, todos passam pela energia afetiva ou genésica, como se queira chamar. Através dela é que criamos tanto novas formas pelo processo reprodutivo quanto criamos ideias, planejamos, sonhamos, idealizamos. É onde estão os grandes ideais da criatura humana. Energia criadora tem a ver com um aspecto inventivo e criador, que nos vincula a Deus, de maneira mais direta.

Energia sexual no sentido mais físico; genésica no sentido da função das gônadas, de gestar, de reproduzir as formas; afetiva no sentido do afeto, do amor; e criadora no sentido de sublimação, uma visão mais transcendente dessa energia dotada por Deus, e que nos aproxima do Criador.

Então, na nossa condição de criaturas encarnadas nós possuímos essa energia e quando desencarnados continuamos a tê-la porque não pertence ao corpo físico, pois é a energia do Amor.

A questão maior é como nós lidamos com essa energia para garantir efetivamente o seu bom uso. Quanto mais nos transformamos, quanto mais nós trabalhamos positivamente essas energias, mais nos aproximamos de Deus.

Então, a energia, que muitas vezes se mostra como instrumento de queda pelo mau uso das nossas potencialidades sexuais, afetivas, amorosas, é também o que mais nos estende a possibilidade de nos aproximarmos do Criador. É uma forma de nós nos sentirmos mais, ou menos, criados à imagem e semelhança de Deus.

Quanto mais as nossas energias se aproximam do sentido criador, do sentido pleno da Vida, mais próximos estamos de sermos criaturas à imagem e semelhança de Deus. A depender da forma como me utilizo dessas energias eu posso me aproximar mais ou, temporariamente, me aproximar menos de Deus.

Desse modo, pode-se compreender que o problema não é ter ou não ter energia sexual, pois todos nós a possuímos. A diferença é o que fazemos com as energias que temos. Jesus, os anjos, os homens, os animais, as plantas, todos os seres da criação a têm. E quando analisamos o mundo mineral, vemos que a lei de atração é a lei de amor para os seres inorgânicos, como já mencionado.

Nesse ínterim, a sexualidade desempenha papel importante no processo da saúde psicológica, mental e física, que por dominar os "campos das necessidades do automatismo orgânico tanto quanto da emoção, tornando-se fator de desarmonia, quando descontrolado, ou precioso contributo para a sublimação, se vivenciado pelo amor." (*Amor, Imbatível Amor*).

Joanna de Ângelis acrescenta que o indivíduo, constituído de sensações e emoções, frui do prazer diferentemente dos outros animais os quais não têm discernimento racional, mas que refletem seus condicionamentos. Enquanto no passado a função sexual foi ignorada ou escondida, a liberação sexual tem desafiado comportamentalmente o ser humano que tem se infelicitado nos relacionamentos que vivencia, pois a irresponsabilidade com que age traz como consequência tormentos e dilacerações profundas no ser, já que: "a satisfação biológica da função, sem o contributo emocional, além de ser profundamente frustrante, produz culpa e desinteresse futuro". Ademais, "a comunhão sexual representa o instante máximo de entendimento entre duas pessoas, sem o que as frustrações se fazem de imediato" (*O Despertar do Espírito*).

Vale destacar que a finalidade procriadora do sexo possui extensões dignificantes de natureza física, artística, cultural, comportamental, além de desempenhar relevância na construção espiritual do ser humano.

Almas primárias e almas conscientes

Emmanuel, debruçado sobre essa questão do uso da energia sexual, quanto à maneira como os seres utilizam-se dessa energia, nos ofereceu uma forma de classificar as criaturas humanas que poderiam estar divididas em dois grandes grupos. Ao primeiro chamou de *almas primárias*, e ao segundo de *almas conscientes*, designadas assim de acordo com a maneira com que lidam com suas energias sexuais.

1. Almas primárias: grupo formado pela grande maioria das criaturas, por apresentarem quatro características fundamentais:

a) **Relacionamentos poligâmicos:** mantêm relacionamentos com mais de uma pessoa ao mesmo tempo. Estes são capazes de estar com A, mas também com B, C... E. Convivem de maneira tranquila com a poligamia. Conseguem ter mais de um parceiro ao mesmo tempo, em função da herança animal tratada anteriormente;

b) **Tendência a relacionamentos curtos (efêmeros):** escolhem um parceiro para hoje e amanhã já se desembaraçam e seguem em outra direção. Não se interessam por relacionamentos duradouros. Fazem um uso muito fluido de suas energias afetivas. Ou seja: trocam de parceiros com muita frequência;

c) **Escolha de parceiros pelo corpo físico:** são atraídos por pessoas belas. Aproximam-se das pessoas interessadas pela embalagem que essas apresentam. Vinculam-se às pessoas sem conhecê-las de fato. E têm dificuldade para manter um relacionamento com alguém que não apresente uma estética ligada à beleza;

d) **Ausência de interesse espiritual:** não costumam ter gosto pelos aspectos espirituais da

Vida; são, portanto, almas desinteressadas da Espiritualidade. Habitualmente não creem na imortalidade da alma, veem esses assuntos de maneira incrédula e até sarcástica.

2. Almas conscientes: em número bem menor que o primeiro grupo. Suas características são opostas às do outro grupo:

a) **Relacionamentos monogâmicos:** escolhem uma única pessoa para partilhar a vida, por vez;

b) **Relacionamentos duradouros:** para toda a vida ou parte significativa dela, que só se rompem por circunstâncias especiais que discutiremos posteriormente;

c) **Valorização do caráter:** independente do aspecto físico da pessoa;

d) **Interesse pela Espiritualidade:** não estão surdas às notícias de que a vida imortal é verdadeira e ao entendimento sobre as Leis Divinas.

3. Almas em transição: há entre o grupo das almas primárias e das almas conscientes um terceiro grupo formado pelas almas em transição entre esses dois grupos.

Nesse grupo estão aqueles que têm um relacionamento monogâmico, mas não conseguem mantê-lo, trocando-o por outro; ou até mantêm relacionamento por longo tempo, mas não conseguem ficar com uma pessoa só; ou aquele que diz: "eu até que tenho muitos parceiros, mas escolho todos pela cabeça deles, eu me apaixono pela mente das pessoas"; ou "eu gosto de conversar sobre Espiritualidade com os meus parceiros".

Portanto, já não são almas tão primárias, mas estão em transição para se tornarem almas conscientes, portanto, apresentam características dos dois grupos em maior ou menor grau, de acordo com sua condição evolutiva e experiências que atravessem.

Emmanuel, no livro *Vida e Sexo*, diz algo até um pouco amargo: "O que dizer, o que instruir, o que ensinar, o que orientar às almas primárias? O que se pode dizer a elas? O que dizer aos que têm esse perfil? Nada, por que eles não ouvirão". Não ouvirão os clamores da responsabilidade. Elas precisarão experimentar, viver o dissabor das suas próprias experiências. Não querem as instruções espirituais, só compreenderão com amargas experiências, quando chorarem por não suportarem mais o próprio comportamento e perceberem a falsa felicidade que veio dele.

Ao experimentarem o reverso da medalha e perceberem a natural felicidade que decorre desse mecanismo de educação começarão a fazer incursões para mudar de lado dentro dessa realidade e progressivamente se tornarão almas conscientes.

Mais à frente veremos as seis leis da afetividade que nos desvendarão maiores entendimentos nesse sentido.

Todos nós trazemos feridas maiores ou menores na área da afetividade, mas nenhum de nós atravessou a série de existências na vida terrena sem ter experimentado uma história infeliz nesse campo. Traímos ou fomos traídos, fomos possessivos, fomos adúlteros, fomos promíscuos, nos envolvemos com prostituição, ou exploração sexual. Enfim, nós temos vários episódios mal resolvidos.

Esta realidade fez Emmanuel afirmar em *Vida e Sexo*, cap. 22: "Aos erros do amor nenhum de nós escapou". Por isso, não é demérito algum escorregão em nossas existências ao longo de nossa história de vida atual ou noutras existências.

O que precisamos fazer é perceber quem nós somos, onde estão nossas maiores fragilidades e, a partir disso, estar conscientes, atentos com relação àquilo que somos e iniciar o processo de mudança interior.

Não basta simplesmente dizer assim: "ah, eu sou uma alma horrível, sexualmente, sou muito perturbado, já tentei, não tem jeito para mim." Tem, sim! E uma hora iremos aprender!

Só existe uma forma de mudar: mudando. Para ser diferente é preciso decidir a sê-lo daqui para frente, tomar resoluções assertivas em relação ao uso de nossas energias sexuais e à melhoria de quem somos.

Às vezes as pessoas fazem um processo de autoconhecimento, mas não se transformam porque elas caem numa das quatro armadilhas do ego:

1. Negação: eu não sou assim – a pessoa nega suas falhas: ocorre a negação do problema, a pessoa não admite suas falhas, se esconde da sua verdade e acaba não mudando, ainda que tenha a oportunidade de saber quem realmente é.

2. Cristalização: eu sou assim mesmo – a pessoa se conhece e não melhora: a pessoa descobre que é um ser em desequilíbrio sexual, que possui uma série de desvios e ao invés de trabalhar isso, diz: "Eu descobri que sou assim, então vou assumir esse meu lado sombra, vou trazê-lo para a luz". E se joga na promiscuidade, numa série de condutas equivocadas.

3. Implosão: eu sou uma pessoa horrível – a pessoa descobre quem é e se desespera, se autocondena, se crê um monstro, um promíscuo, que não merece viver, ou seja, se desequilibra ao travar contato com essas informações. Por isso o processo de desenvolvimento espiritual é lento para que a criatura vá tomando conhecimento de suas verdades devagarinho, passo a passo, pois a luz ofertada toda de uma vez só pode cegar.

4. Procrastinação: na próxima eu mudo isso – a pessoa descobre suas falhas na área da afetividade, da sexualidade e aí decide realizar a mudança na próxima existência. Valoriza outras conquistas que conseguiu noutros aspectos do comportamento e adia a melhoria nesse campo para uma ocasião mais propícia, quiçá numa próxima vida, pois essa quarta armadilha é muito encontrada entre os espíritas. Essa atitude não é produtiva, pois não sabemos se na próxima existência teremos acesso ao conhecimento espiritual como temos hoje. Talvez venhamos numa família com uma religião totalmente diferente que não nos dará acesso a esses conhecimentos.

Então, se eu descobrir que sou uma alma primária, o que pode ser ofertado a mim? Nada, só as experiências porque, na verdade, as almas primárias nem descobrem o que são. Mas quando eu estou nessa transição ou sou alma consciente há muito que oferecer.

Tudo o que vamos comentar daqui para frente é ofertado por Emmanuel exatamente para esse pequeno grupo que está apto para o processo de aprendizado espiritual.

Formas positivas de canalização

Uma das lições mais significativas que Emmanuel nos oferece na sua obra é como canalizar essas energias.

Ele nos diz que podemos comparar a energia sexual a um rio caudaloso que flui poderosamente o tempo todo. Não adianta tentar construir uma barragem para conter o Rio Amazonas, não vai adiantar. Uma hora ele vai transbordar e derrubá-la. Negar nossas energias afetivas é algo semelhante.

Houve um período em que fizemos isso, na época medieval, quando nos puníamos, nos chicoteávamos, torturávamos o corpo com instrumentos para que a dor nos tirasse os desejos sexuais. Não funcionou muito bem.

Temos que descobrir o que fazer para canalizar positivamente as nossas energias. Elas precisam pulsar de maneira correta, temos que dar vazão a essas energias para que não se transformem em instrumento de perturbação.

Temos sete formas positivas dentro da **Lei Natural**:

1. **Relacionamento com alguém de nossa predileção:** a escolha de um parceiro ou parceira, alguém que se ame, vinculado à nossa história de amor, a quem me entrego, que me ofereça, de volta, afeto e que me complemente afetivamente fazendo com que minhas energias cursem para fora de mim. E na relação íntima que mantemos com essa pessoa, na forma física, utilizamos desse momento para cursar as energias que estão dentro de nós e ao liberá-las, fazemos fluir, de nossas almas, as energias retidas.

2. **Relação de afeto com as pessoas que amamos:** não existe aqui o relacionamento sexual entre as pessoas, mas a convivência saudável, amorosa, do cuidar de pessoas, do proteger, do conviver, da harmonia em família e com amigos, é também um instrumento para pulsar as energias sexuais. É sabido que quem tem amigos, tende a ter uma vida mais longeva.

   Um exemplo mais claro: quando um casal tem um bebê, a mulher dedica-se intensamente a esse filho. Ela o alimenta, limpa, dá banho, cuida o tempo todo, volta-se quase que integralmente para ele. Muitos parceiros, nesses períodos, têm a impressão de que a mulher dele "morreu" e no lugar "nasceu" uma mãe e ela não o enxerga mais. É uma entrega total dela para aquele novo ser que ela elegeu para seu afeto. É uma fase, porque há um dreno das energias afetivas durante o primeiro momento do nascimento e muitas vezes a cumplicidade, a atenção ao companheiro, podem ficar prejudicadas.

Os parceiros precisam ter a compreensão de que, nessa etapa da vida, as energias afetivas podem ser drenadas para determinada direção, mas sem expectativa de ser permanente. É por um período, mas logo depois as coisas voltam a ser como antes.

3. **Prática esportiva**: a prática de esportes queima calorias. É um convite a se entregar à vida, e viver intensamente essa relação que a natureza está pedindo de nós. Então, o exercício físico é outra forma positiva de canalizar as energias.

4. **Estudo e trabalho:** há muitas pessoas para as quais o estudo ou o trabalho se convertem em forma de dreno das energias de afeto, de busca pelas coisas. A pessoa foca nos estudos, ou se dedica muito ao trabalho. Essas pessoas não costumam ter uma vida sexual muito ativa, intensa, pois canalizam essa energia para estudo e trabalho.

5. **Arte:** é um excelente instrumento por meio do qual podemos drenar as nossas emoções. Pintura, bordado, escultura, culinária, música, poesia, dança, canto, literatura, qualquer expressão de arte em que coloquemos a nossa emoção, se transforma numa boa maneira de trabalhar as energias.

6. **Cuidar de plantas e animais:** dedicar-se com todo cuidado e afeto, zelar. Não é um processo mecânico, como de um profissional indiferente de uma loja de animais. Há de ter o envolvimento pessoal com essa tarefa que vai fazer cursar a energia afetiva.

7. **Prática do Bem:** as atividades em favor do próximo, das causas em prol da natureza, da melhoria da vida na sociedade, do planeta, tudo que se relacione ao trabalho no Bem, seja individual ou em grupos, é uma excelente forma de canalizar a energia afetiva.

Essas são as sete formas que Emmanuel nos ensina e elas podem ser utilizadas separadas ou em conjunto. Alguém pode ter um relacionamento afetivo equilibrado, uma família amorosa, unida, cuidar de plantas e/ou algum animal, dedicar-se ao estudo ou trabalho de forma adequada, fazer exercícios, exercer uma arte, participar de um grupo de amigos, aderir a uma causa no Bem. São caminhos que traçamos de acordo com nossa trajetória de vida para cursar corretamente nossas energias afetivas.

Percebemos que temos várias opções ao nosso dispor. Tudo isso são estratégias para alcançar o resultado almejado. A grande questão é que não podemos acreditar que fazendo isso estamos automaticamente convertendo as nossas energias afetivas. Precisamos fazer **com boa vontade**, com objetivos positivos. Se fizermos para fugir de algum sentimento, ou colocamos nisso sentimentos negativos como mágoa, revolta, para confrontar outra pessoa, não teremos canalizado adequadamente nossas energias.

Relacionamentos sexuais sem amor, cuidar de familiar com enfado, trabalhar com raiva, estudar por obrigação, praticar esporte ou realizar arte por imposição de outrem, tratar de animais com brutalidade, realizar a obra do bem sem sentimento...

Nada disso permite o fluxo saudável das energias sexuais. É preciso amar!

O que faz a energia sexual pulsar é sentirmos amor, sentirmos prazer no que estamos fazendo: se eu tenho prazer em lidar com meus familiares, prazer no exercício físico, em trabalhar, em fazer o bem, em estar na companhia de quem eu elegi como parceiro ou parceira e assim por diante, então a energia fluirá.

Isso é óbvio, pois se essa energia é amor, só há uma forma dela "sair" de nós que é amando. Nós temos, portanto, uma convocação ao amor porque Deus ao colocar a energia afetiva em nós quer nos dizer: "você precisar amar, do contrário essa energia lhe trará dificuldades". Então precisamos fazer as coisas com satisfação. O que fazemos com ódio, mágoa ou outro sentimento ruim, não traz resultados bons.

Do ponto de vista técnico, vejamos o que acontece conosco: para manter o nosso equilíbrio emocional nós precisamos produzir substâncias chamadas neurotransmissores que geram efeitos salutares em nós, na questão da depressão, da ansiedade, dos distúrbios do sono, na falta de concentração, na falta de prazer em viver e de uma série de transtornos que, nos casos mais leves, podem ser sanados sem medicação. Não que se esteja recomendando a interrupção da medicação, apenas enfatizando que os neurotransmissores são fundamentais para o nosso equilíbrio emocional.

Neurotransmissores

Dentre os diversos neurotransmissores, sete se apresentam como fundamentais nessa busca do equilíbrio das nossas emoções.

1. Dopamina

Nós temos um hábito de comemorar as coisas, de celebrar acontecimentos e vitórias, de ser grato, fazer exercícios físicos, viver de bem com a vida. Quando vivemos assim, celebrando, sendo gratos às pessoas, sendo gentis, desenvolvemos a produção de uma substância chamada dopamina.

Essa substância reduz a ansiedade, melhora o ânimo e a energia. Isso conseguimos quando amamos e somos gratos e o resultado é a melhoria na qualidade de vida.

2. Serotonina

Se vemos a vida com otimismo, com alegria, se vemos o lado bom dos acontecimentos, se não nos abatemos com a tristeza, produzimos outro neurotransmissor, a serotonina, o hormônio do otimismo que nos asserena por dentro e faz com que se perca o desânimo com a vida.

Esse neurotransmissor aumenta a nossa capacidade de decisão. Então precisamos mudar, ver o lado bom das coisas para conseguir produzir serotonina.

3. Melatonina

É produzida quando tomamos sol. É por isso que se recomenda fazer exercício físico ao ar livre, naturalmente no horário adequado recomendado pela medicina. Esse neurotransmissor é antioxidante, anti-inflamatório, dentre outras qualidades, no entanto a principal característica é que regula a qualidade do sono. Dormir bem é importante para nos mantermos alertas, com energia, bom humor.

4. Noradrenalina

Conseguimos produzir essa substância por meio dos exercícios físicos e massagens. Ela nos ajuda a ter foco, a melhorar a capacidade de pensar e a reduzir o estresse, ter concentração.

5. Oxitocina

É o hormônio do amor, que a mulher segrega quando amamenta, por isso sente aquela intensidade de amor pela criança. Podemos produzi-la por abraços verdadeiros, troca de afetos, gratidão, caridade, fazer o bem ao próximo, engajar-nos numa tarefa em que ajudamos alguém.

A alegria de ajudar produz descarga de oxitocina. E o que esse neurotransmissor produz em nós? Bons sentimentos de amor, de conexão com a natureza, com as pessoas, conexão com a vida, confiança no existir. Uma mudança imensa acontece nas nossas vidas, quando nos predispomos a fazer isso.

6. GABA

É o ácido gama-aminobutírico, que conseguimos comendo castanhas ou fazendo meditação, exercitando a respiração, fazendo tai-chi-chuan, tudo isso ajuda na produção do GABA. Aumenta o relaxamento, a tranquilidade.

7. Endorfina

Este neurotransmissor é obtido de várias fontes: sexo, chocolate, risos, contato com a natureza. Reduz a dor, a depressão, aumenta a sensação de felicidade.

Então, é possível produzir neurotransmissores para auxiliar no equilíbrio emocional, de maneira efetiva, se trabalharmos em nós a proposta de canalização das nossas energias sexuais para o bem.

Colocamos aqui sete formas de canalização das energias sexuais, no entanto alguém pode desejar acrescentar outras: fazer uma viagem, passear na área rural, enfim, algo que lhe traga legítima satisfação. Porque se nós não fizermos isso, o que acontecerá? Qual a consequência se não fizermos esse movimento emocional tentando canalizar a energia por uma dessas vias?

Recordemos aqui a imagem que nos trouxe Emmanuel ao dizer que a energia sexual é como um rio caudaloso e que se o represamos em algum momento a água passará por sobre a barragem e até a destruirá. O ideal é aproveitar na prática do bem essa energia que está pulsando em nós.

Canalizações negativas da energia sexual

Evidentemente podemos nos aproximar de qualquer uma das opções exemplificadas para a canalização positiva, mas se não o fizermos a energia ficará represada em nós e em algum momento se manifestará e, nesse caso, temos a canalização negativa, que ocorre de múltiplas formas, sendo as mais comuns:

1. Fantasias sexuais

A pessoa cria para si certas imagens e se satisfaz dentro dessas fantasias, o que é indicativo de que as energias sexuais estão represadas. Quanto mais elas cursarem, menor será a intensidade das fantasias sexuais. No entanto, quando acontecerem não é motivo de desespero. Elas são um aviso de que há energia coagulada no campo afetivo, alertando quanto à necessidade de atenção nesse aspecto.

2. Promiscuidade

Relacionar-se com muitas pessoas e muitas vezes no mesmo tempo e lugar, sem respeitar o coração e os sentimentos do outro. Nessa prática as pessoas se entregam sem nenhum tipo de preocupação, machucam-se e machucam o próximo. Muitas vezes os envolvidos não estão em seu estado de sobriedade e depois surge o remorso porque se vinculou com A, depois se vinculou com B ou não sabe nem com quem esteve. Essa pessoa pode adoecer em razão da falta de cuidado com as inúmeras doenças sexualmente transmissíveis.

Quando percebemos que estamos propensos a isso, está na hora de acendermos uma luz amarela em nosso caminho e protegermo-nos buscando as formas positivas de canalização para reduzir tais incidências.

3. Possessividade

Querer determinar a conduta do parceiro, de familiares ou até mesmo de amigos é claro indicativo de desequilíbrio das energias afetivas. Sentir-se "dono" ou "dona" de alguém, deixar essa pessoa sob seu comando são sinais de narcisismo. Aqui temos o ciúme, o desespero, a paixão que são processos que trazem muito sofrimento. Querer o amor do outro a todo custo ainda que ele/ela não queira e não se sinta vinculado a nós dessa forma é indício de adoecimento. Exigir que o outro declare nos amar, ou declarar-se para exigir uma declaração do parceiro é forte indício de carência, ponto de partida da possessividade. Quando estamos bem não precisamos desse tipo de situação.

4. Solidão afetiva

É quando a pessoa ao se sentir abandonada por alguém, desenvolve um desgosto pela vida e não se interessa por mais ninguém, não se dá nova oportunidade. Ela converte a sua energia sexual em mágoa e dela se nutre. Revive a história infeliz, o sentimento de abandono que o outro lhe deixou e por esse sentimento sua energia é canalizada dessa forma.

Quando isso ocorre conosco, é natural certo período de luto, mas, logo após, o melhor é encerrarmos o ciclo, reerguemo-nos e seguir em frente, sem mágoas, sem ressentimentos, sem ódio afetivo, sem desejo de destruir a vida do outro, o que pode resultar num quadro de depressão e até ideação suicida ou algo similar. É preciso estar bem atento a essa possibilidade.

Sob a perspectiva das reencarnações, a mágoa, o ódio possibilita que aqueles dois Espíritos se reencontrem, nem sempre como marido e mulher, mas como irmãos ou avós e netos, para aprenderem a superar esse sentimento ruim.

Importante destacar que isso não significa que os que estejam sozinhos, necessariamente precisem de alguém, pois dentre as sete formas positivas de canalização, apenas na primeira está a presença de um parceiro afetivo e todas as demais prescindem desta condição. Assim, alguém pode ser plenamente feliz sem ter um parceiro. O indicador de problema na área é a reclamação, o amargor, a inconformação com sua condição e a sistemática lembrança dos acontecimentos afetivos já ocorridos e que mesmo depois de anos ainda estão vivos na memória e são relembrados com emoção e em seus mínimos detalhes.

5. Carga erótica

Emmanuel diz que a parte da energia afetiva que não cursa se transforma em carga erótica e a pessoa torna-se erotizada e tende a relacionar à questão sexual todas as experiências da vida, focando sua mente na a libido e nos interesses sexuais.

Se nós percebemos que a nossa mente está muito voltada para esse tipo de interesse, é bom prestar atenção, pode estar acontecendo um acúmulo de energias o que resulta em carga erótica. É um alerta para revermos alguns pontos e promovermos mudanças para uma real transformação das energias negativas em positivas.

Joanna de Ângelis em *Amor, Imbatível Amor* destaca que o sexo, quando associado ao amor genuíno, pode atuar como uma força de sublimação, o amor equilibra as energias sexuais. E em *O Despertar do Espírito* a benfeitora fala da importância de educar e refinar os impulsos instintivos para alcançar níveis mais elevados de realização emocional e espiritual.

5

AS SEIS LEIS DA AFETIVIDADE

Embora este conteúdo não esteja nas Obras Básicas e nem descrito em um capítulo específico de uma obra espírita, uma leitura atenciosa da sintética obra *Vida e Sexo* de Emmanuel, permitirá que se identifique as leis afetivas elencadas pelo autor. Elas são seis e vamos abordá-las a seguir:

Lei do Equilíbrio

Extremamente interessante é a lei que vai nos falar de um elemento fundamental para o uso de nossas energias afetivas, ou seja, encontrarmos o ponto de equilíbrio nas nossas vidas: identificar a conduta para que nossas energias se mantenham em equilíbrio. Emmanuel nos diz que na busca do equilíbrio devemos sair dos extremos. Não é razoável que alguém negue as suas energias afetivas, pois todos nós estamos providos dessas energias, uma vez que todos temos um clamor por amar dentro de nós. Podemos ter libido maior ou menor, mas isso tem a ver com carga erótica e não tem relação direta com energia afetiva, que é a energia do amor que todos possuem.

Então é preciso que tenhamos as energias do amor em equilíbrio para que elas não nos perturbem. Quando corremos para os polos temos a tendência de nos machucar. A lei de equilíbrio dita a necessidade de encontrarmos um ponto onde evitemos os excessos da nossa sexualidade, da nossa afetividade. Nesse sentido, Emmanuel apresenta, já na Introdução do livro *Vida e Sexo*, quatro parágrafos que são quatro sentenças que nos convocam na direção da Lei de Equilíbrio.

A primeira sentença contém o seguinte ponto: não vivamos em regime de proibição, pois não é correto proibir a sexualidade de alguém nem a nossa; tentarmos impedir que nós ou uma pessoa vivamos a nossa vida sexual. Então proibir, impedir, castrar a pessoa do uso de suas energias afetivas não é instrumento correto. Ele diz que todas as propostas que temos na sociedade que tentam conduzir-nos à ideia de que não devemos exercer as nossas funções sexuais são opiniões que não estão de acordo com a necessidade de equilíbrio. Emmanuel diz que é preciso que saiamos da atitude de **proibição** para promovermos um processo de **educação** da sexualidade.

Joanna de Ângelis na obra *Amor, Imbatível Amor*, complementa essa visão ao afirmar que o amor real é harmonioso e não é escravo de impulsos instintivos. Ela destaca que a sexualidade equilibrada é vivenciada com respeito e responsabilidade, promovendo saúde emocional e espiritual, por isso é importante administrar as energias afetivas com consciência e amor.

O segundo ponto que Emmanuel levanta sobre o uso das energias afetivas é quanto à **abstinência imposta**. E o que vem a ser abstinência imposta? É aquela que muitas vezes observamos quando alguém impõe um processo de abstinência para os outros, ou seja, um terceiro que constrange alguém em relação à sua vida sexual.

Ao longo da história da Humanidade percebemos que houve um processo religioso em que muitas vezes a abstinência foi imposta, não veio de dentro do indivíduo. E a abstinência imposta pode não representar os verdadeiros interesses do indivíduo. Quantas vezes nos ambientes religiosos o celibato foi imposto a indivíduos que não estavam verdadeiramente dispostos a vivê-lo...? Quantos dramas e desequilíbrios ficaram registrados na literatura espírita e não espírita relatando histórias comoventes de amores não vividos? Que respondam a esse questionamento Pedro Abelardo e Heloísa de Argenteuil, ou Eugênio e Margarida da obra "O Seminarista" de Bernardo Guimarães.

E quantas ocorrências desastrosas, de crimes e loucuras permeiam as páginas da história, até os dias de hoje, em razão de tais imposições...

Quando se percebe que alguém mantém uma determinada conduta no campo afetivo ou sexual por existir uma ordem externa que determina como aquela pessoa deve fazer uso de sua energia sexual, talvez estejamos diante de uma situação que não seja a mais adequada de uso das energias afetivas. Importante perceber, portanto, que, da mesma forma que não é proibição, mas educação, também temos que sair desse polo da abstinência imposta, para alcançar o emprego digno, com o devido respeito aos outros e a si mesmo. Se vou escolher alguém para ser meu parceiro, alguém para ser meu companheiro de vida, que se use essa energia com respeito ao outro. É rever essa imagem de que sexo é feio, sujo, pecaminoso, para usá-lo de maneira digna, quando assim desejarmos.

A educação sexual e afetiva é essencial para evitar o uso inadequado da energia sexual. Ângelis em *Amor e Sexualidade* enfatiza a necessidade de disciplina e comportamento moral elevado para evitar viciações que escravizam o espírito.

O terceiro elemento da Lei de equilíbrio que Emmanuel coloca na obra refere-se à questão da **indisciplina,** que ocorre quando o indivíduo tenta sair dos quadros da proibição indo para a vida na intenção de usufruir da sua energia afetiva, com várias pessoas, sem nenhum tipo de preocupação com as consequências. Isso por si só mostra que há algo de errado, porque a indisciplina também não é um sinal de equilíbrio.

Observemos que Emmanuel nos instrui que o ideal é sairmos da indisciplina para um ponto em que não estaríamos efetuando descargas irresponsáveis das energias afetivas sem interesse em criar vínculos. Esse ponto de equilíbrio é chamado **controle.** Controlar as energias para que elas não sejam indisciplinadas, não mostrem que estamos à deriva na vida, num processo absurdo de carências em que tenhamos que compensá-las com uma multiplicidade de parceiros. No fundo do poço da promiscuidade há uma alma que soluça sob as dores da carência afetiva. Tenta compensar a profunda carência que tem com o exercício desenfreado de sua sexualidade, da sua afetividade, entregando-se a diversas pessoas como uma forma equivocada de tentar preencher o enorme vazio que existe dentro de sua alma.

Então, não é indisciplina, mas controle.

E há uma quarta observação de Emmanuel: não é impulso livre, que é essa atitude nossa de dar vazão ao instinto, de usar a energia sexual como se fossemos animais; como se não pudéssemos eleger parceiros, dentro de uma comunhão de ideias, de uma cumplicidade de ideais. É fazermos nas nossas vidas um processo profundamente doloroso, a partir da hora em que não escolhemos as pessoas para dividir conosco a existência física e nos vinculamos sem nenhuma ponderação.

Quantas dores se escondem por trás dessa experiência de escolha dos parceiros pela forma física, pelo vigor, pela beleza que tenham e depois descobrir que essas pessoas são desequilibradas e possuem graves transtornos emocionais! Caímos em relações tóxicas, agressivas que às vezes terminam de maneira profundamente violenta, exatamente porque não soubemos dar um direcionamento melhor para nossas questões afetivas. Portanto, nesse sentido, não é impulso livre.

Então o que seria? Emmanuel diz que é preciso sair dessa condição de impulso livre e vir para outra posição: **a responsabilidade**.

Em suma: não é proibição, é educação; não é abstinência imposta, é emprego digno com o devido respeito aos outros; não é indisciplina, é controle; não é impulso livre, é responsabilidade.

Vejamos como Emmanuel compôs o texto: ele fez duas frases para um extremo e duas para o outro extremo. Mas o que ele propõe é o equilíbrio. Buda já dizia que a virtude não está nos extremos, ela está no meio.

Por exemplo, se de um lado está o orgulho, o lado oposto é a subserviência, aquela condição de ser pisado, esmagado e não conseguir reagir. Isso não é humildade. A humildade está no meio e não no extremo oposto ao orgulho.

Então quando observamos a proposta de Emmanuel o equilíbrio está nesses quatro pontos: educação, emprego digno, controle, responsabilidade. O restante deve ser esquecido. Desse modo, as quatro orientações de Emmanuel podem ser entendidas como:

Educação afetiva: é preciso educar as nossas energias afetivas, um processo que já se encontra atrasado. Observando-nos, conhecendo-nos, notando os equívocos que cometemos, tentando nos corrigir, estando atentos às nossas falhas, e mantendo a mente desperta a tudo o que fazemos.

Para Joanna de Ângelis o amor verdadeiro transcende o egoísmo, educando a sexualidade e as emoções para que não sejam fontes de tormento, mas de plenitude.

Emprego digno: ocorre quando escolhemos alguém para estar conosco, de maneira que não desrespeitemos nem a nós nem ao outro. Quando elegemos para nosso parceiro, ou parceira, alguém que nos complete, do ponto de vista afetivo, emocional e a quem nós, por nossa vez, também completemos. Que não escolhamos nossos parceiros unicamente movidos pela libido, mas que consigamos promover em nós uma transformação do eu de tal forma que façamos essa eleição a partir de uma leitura do que é bom para nós, o que é bom para ele, sem agredir ninguém, sem humilhar, sem prostituir alguém pelos meus interesses. Então, será com o devido respeito aos outros e a nós mesmos.

Às vezes, ocorre de nos relacionarmos com alguém de forma extremamente sensualizada, muito violenta e até agressiva. Precisamos procurar estar atentos para que isso não aconteça.

Ter controle: haverá ocasiões em que podemos estar num momento de fragilidade em que as nossas carências, as nossas descargas hormonais, poderão nos trair e nos sentirmos de certa maneira, enredados em determinados interesses que sabemos, olhando de mais alto, que não seria bom para nós.

Mas podemos, de repente, darmo-nos conta de que estamos cedendo a essa sugestão. E Emmanuel, em nosso benefício, diz: "É preciso ter controle, ter desperta a consciência". O controle aqui está como decorrência da educação. Eu me eduquei e agora me observo e tenho consciência desperta, tenho capacidade de perceber o que estou fazendo e dizer: isso não é bom, vou recuar. Essas estratégias de recuo estão relacionadas com o aprendizado que fazemos e a descoberta do que nos faz verdadeiramente felizes.

Ter responsabilidade: Emmanuel coloca na obra que antes de nos relacionarmos com alguém é importante respondermos a três perguntas: com quem? para quê? por quê? Com quem estou me relacionando? Qual o objetivo futuro disso? Qual a razão? Ao responder a essas perguntas, podemos discernir se vale ou não a pena tal relacionamento. Estar atento a isso para não cairmos em situações das quais não saberemos como nos desvencilhar.

No livro *Sinal Verde*, no capítulo 45, há uma colocação bem interessante de André Luiz. Ele diz sobre essa questão da nossa responsabilidade, no capítulo chamado *Ante o Sexo*: "Não arme ciladas para ninguém, notadamente nos caminhos do afeto, porque você se precipitará dentro delas". Não seduzamos as pessoas, não brinquemos de seduzir. Não armemos algo para que a pessoa caia nas nossas malhas de sedução, não enredamos a pessoa com as nossas habilidades de sedução ou magnetismo. Não utilizemos os nossos instrumentos se não houver interesse real no relacionamento, porque, desse modo, não é legítima aproximação, é uma cilada afetiva. Estaríamos seduzindo a pessoa apenas para tê-la como troféu.

É como fazer aquela armadilha que era muito comum na pré-história – embora ainda hoje seja utilizada em alguns lugares para caçar determinados animais – que é fazer um buraco coberto de folhas e o animal ao pisar cai no fosso. É como se fizéssemos igual, armamos para "predar" a pessoa. E André Luiz diz: "cuidado porque é você quem se precipitará dentro da armadilha que criou". Nós caímos nessa armadilha porque as entidades obsessivas que rondam as nossas mentes estão muito interessadas em promover o nosso desequilíbrio, a nossa queda.

Ao perceberem que nós estamos nos envolvendo com alguém e que aquilo pode ser motivo de escândalo ou pode motivar a destruição da vida de alguém ou a vivência de uma experiência profundamente infeliz, então, entidades perversas podem induzir alguém a atravessar o sinal vermelho. E aí, uma vez que percebam que nós estamos enredados, nos capturam nas armadilhas que nós mesmos construímos, porque nós somos senhores dos nossos pensamentos, mas somos escravos de nossos atos.

Enquanto estivermos pensando em algo ainda podemos, de alguma maneira, evitar as consequências do que poderia ser feito. Mas quando agimos, não temos mais como desfazer o feito. E até a questão do próprio pensamento é uma disciplina que atravessamos, aprendendo a identificar o que já não nos convém e fazendo as mudanças necessárias para nosso processo evolutivo. Portanto, fiquemos apenas com as palavras que Emmanuel nos propõe: educação, controle, responsabilidade e emprego digno com respeito a si e ao outro, e esqueçamos os extremos.

Lei de Reciprocidade

Quando nossa conduta afetiva foge da faixa central do equilíbrio, e nos deslocamos para as pontas, entramos num processo de desobediência. As quatro leis que se seguem são todas decorrentes dessa desobediência. A segunda lei da afetividade decorre de como lidamos com a primeira lei, do quanto andamos, ou não, na faixa central da Lei de Equilíbrio.

A lei do equilíbrio é a que nos orienta como devemos seguir para manter o uso adequado das nossas energias, permanecendo dentro de uma faixa emocional satisfatória. Quando escapamos para as pontas, quando nos movemos para os extremos, ou seja, para a abstinência imposta, proibição, indisciplina ou impulso livre, então, descumprimos a lei, afrontamos o equilíbrio e, quando fazemos isso, inserimo-nos em determinados mecanismos que a Lei de Causa e Efeito possui, específicos para a questão da afetividade, e uma dessas consequências é a Lei da Reciprocidade que diz o seguinte: "Tudo que derdes a outrem, outrem também vos dará". Porque no campo da afetividade o indivíduo tem muita dificuldade de entender que se o que ele faz ao outro é uma atitude indesejada, haverá consequência. É difícil encontrar uma pessoa que diga: "Nossa, eu não deveria ter sido infiel". Frequentemente não sentimos, em profundidade, a dor de alguém que descobre que o seu amor não lhe é fiel; a decepção profunda que atravessa a alma ao perceber que a pessoa a quem você tanto se dedica, não valoriza você.

Então, o que vai acontecer, em função de nossa desobediência da Lei? É muito comum que Espíritos que tiveram determinada vivência no campo da sexualidade, que viveram determinadas histórias, experimentem histórias parecidas. Não naquele sentido de que: "Ah, agora outro terá que me trair para eu aprender", pois, desse modo, ele estaria programado para trair. Se seguíssemos essa lógica, ele não estaria errado porque estaria cumprindo uma determinação de Deus. O que seria ilógico. Não é esse o pensamento espírita.

O raciocínio obtido pela Doutrina Espírita é: se o destino do Espírito é a felicidade, então, o que Deus deseja é que alcancemos essa condição. Ocorre que **a felicidade é o estado de alma decorrente da vivência do amor**. Logo, ao não vivermos o amor, somos infelizes, conforme a questão 614 de *O Livro dos Espíritos*. Por essa razão, para alcançarmos a felicidade real precisamos desenvolver o amor legítimo, uma vez que esta é a condição inarredável para o alcance da felicidade.

Assim, quando nos desequilibramos, em matéria de sexualidade, ficamos propensos a experiências assemelhadas que me eduquem.

Por exemplo, duas pessoas se relacionam sexualmente e uma delas não é fiel à outra. Como consequência é provável que a parte que traiu não mereça mais o companheiro ou a companheira leal que Deus lhe deu, pois não fez ao outro todo o bem que poderia fazer e a consequência é perder a concessão de estar ao lado dessa pessoa. Esta é uma das consequências da Lei de Reciprocidade, o que você fizer, você receberá.

Mas o que fez de bom receberá de volta: foi leal? Amou? Entregou-se? Então, receberá um futuro referente a isso. A Lei de Causa e Efeito vai nos entregar as experiências que sejam compatíveis com as nossas vivências. Se for uma experiência positiva, pode merecer ter outro parceiro, mais verdadeiro, mais amoroso, que construa com ele uma história de reciprocidade. E o que traiu? Vai receber da vida o retorno do que ele fez, pode perder a concessão do reencontro com o companheiro leal, pode renascer e ser sozinho, pode ter alguma característica física que dificulte a comunhão afetiva...

Se a pessoa se arrepender logo depois de ter sido infiel, o que se pode esperar? Ora, o objetivo da Lei de Causa e Efeito não é punir, é educar. Imaginemos uma pessoa que tem um padrão baixo de conduta. E ele vive dentro desse padrão, mas se esclarece em determinado momento e começa a elevar o seu padrão e melhora significativamente. Quando mais velho, ele não pensa mais como na juventude. Ao considerar equivocada a sua conduta anterior, recupera a confiança e o afeto do parceiro, da pessoa que ele machucou, então ele inicia uma mudança verdadeira. A Lei de Causa e Efeito agirá com mais brandura porque haverá menos a corrigir em suas emoções.

Mas, se alguém tem uma postura em desacordo com a Lei do Equilíbrio e continua a se comportar, na madureza e velhice, tal qual na juventude, não promoveu mudanças e ainda estimula os mais jovens a seguirem pelo mesmo caminho. Então quando a lei de causa e efeito encontrá-lo utilizará de instrumentos mais rígidos para corrigi-lo. Se nos corrigirmos no meio do caminho, ajuda bastante. Assim, tudo o que fizermos, receberemos.

Qual a regra, então? Não fazer o que não queremos receber. Se não desejamos experimentar abandono, desamor, relações frias, amargas, então, não façamos isso ao outro. Muitas vezes desejamos retribuir o mal com o mal. Reflitamos: se ele me tratar mal e eu devolver na mesma medida, eu terei mérito para merecer um bom parceiro na próxima encarnação? O que pesa é a nossa conduta e não a do outro. A nossa reação ao que o outro nos fez é o que conta para nossa vida. É importante saber, portanto, como nós temos nos movimentado nas nossas relações.

Se não queremos uma relação com desamor, não exerçamos desamor, não sejamos frios, vingativos, porque se fizermos isso demonstraremos à Lei de Causa e Efeito que não estamos preparados para receber um parceiro em melhores condições espirituais, acabamos por nos condenarmos a termos experiências assemelhadas àquela que vivenciamos anteriormente. Só eu, na verdade, tenho a possibilidade de mudar a minha história e restaurar a minha relação com a Lei de Causa e Efeito.

Ninguém perde por amar. Ninguém erra por amar demais. Mas, são inúmeros os que lamentam terem amado de menos. Amar menos faz eclodir dores profundas na alma. Às vezes entramos numa relação afetiva e aprendemos a nos vingar de maneira bastante sistemática com alfinetadas, sarcasmo, deboche, ironia e vamos machucando o outro, criando um calo na relação e esta vai esfriando e vamos perdendo a capacidade de realmente sermos afetivos. Isso não é bom. Por vezes a relação se torna bem desgastada, então, é saudável, a nosso próprio benefício, se pudermos fazer alguma coisa para restaurá-la.

Diz Emmanuel, numa síntese maravilhosa: "tudo o que dermos a outrem, outrem também nos dará". Então, não brinquemos de machucar porque a Lei de Causa e Efeito nos achará. Ocupemo-nos de amar, de fazer efetivamente o bem para o semelhante, cuidemos das pessoas e sejamos Espíritos que vão além do dever, porque dizia Jesus, numa frase muito conhecida: "qual é o pai que dá uma pedra para o filho que pede um pão, ou dá uma serpente para o filho que pede um peixe?" Assim também, Deus não deixará de dar-nos o pão do amor se contribuirmos com isso.

Mas se eu não me posiciono para receber esse pão, se eu tenho um coração de pedra, se eu só agrido, só ofendo, se eu fico mudo dentro de casa, cheio de mágoa, de sentimento vingativo, se eu minto e traio... Nesse caso, eu que me prejudico porque entro num padrão vibratório péssimo, dou acesso a entidades horríveis dentro de um processo obsessivo, desenvolvo mecanismos psicológicos de indiferença, frieza, amargor, decepção, tristeza, melancolia, depressão, e ainda me candidato a ter uma história repetida na próxima existência. Portanto, é bom atentarmos para a Lei de Reciprocidade. Como último ponto dessa lei, Emmanuel nos traz a seguinte frase que é como uma síntese dessa ideia: "Para não sermos mutilados psíquicos, urge não mutilar o próximo." Não faça, para não receber as dores da vida.

Lei de Responsabilidade

Embora similares essa Lei difere da Lei de Reciprocidade, pois na reciprocidade se fizermos o bem, receberemos o bem; se fizermos o mal, o receberemos de volta; se dou amargor, recebo amargor; se gero uma relação saudável, recebo uma relação saudável. Então, na Lei de Reciprocidade, recebo o que dou, bom ou mau.

Já o princípio da responsabilidade é diferente. Diz respeito, como o próprio nome diz, à responsabilidade que cada um de nós tem diante dos parceiros afetivos. E diz Emmanuel: "Quando por algum motivo se abandona alguém, sem causa justa, assume-se parcela de responsabilidade diante daquilo que o outro venha a fazer".

Quando um relacionamento se estabelece, existe uma troca de energia entre os dois Espíritos ali vinculados e se, num dado momento, um se retira da relação, o outro continua gerando energia, mas não recebe mais.

Um exemplo: há uma brincadeira em que duas pessoas dão-se as mãos e ficam girando, juntas, de mãos dadas. Se, de repente, alguém solta a mão do outro, o que acontece? A outra pessoa não está esperando, cai no chão e certamente se machucará. Quando eu me retiro da relação sem causa justa, eu assumo parcela de responsabilidade na queda que o outro teve, e me torno corresponsável pelo desequilíbrio.

Coloquemos de maneira prática: você tem um relacionamento conjugal com alguém e de repente você chega para esse alguém e diz: "olha, eu não quero mais você, a relação acabou, encontrei outra pessoa, você vai viver sua vida que eu vou viver a minha." A outra pessoa diz: "Mas, como assim? Você nunca me disse nada de estar insatisfeito na nossa relação. Meu Deus, e agora, o que vai ser de mim?" E esta pessoa que foi abandonada tem suas naturais fragilidades, suas carências, suas dores e suas crises, porque evidentemente ninguém é perfeito, então ela pode tombar em razão do abandono.

O que pode acontecer com a pessoa que foi abandonada? Ela se sente esmagada de dor, se sentir um ser imprestável, com a autoestima ferida. E como ela está com a autoestima machucada, pode querer compensar essa sensação de abandono. Ela pode ir para a noite, à procura de parceiros, trocar o guarda roupa, buscar parceiros mais jovens, fazer coisas para mostrar para o ex-parceiro que ela não é tão indesejável como ele pensou. E pode passar a viver como se fosse adolescente.

E aí estamos vivendo uma vida de intensa atividade afetiva e até sexual, mas não estamos nos dando conta de que estamos nos destruindo afetivamente. Estamos ganhando uma série de compromissos por conta dos parceiros aos quais nos vinculamos: violentos, ignorantes, que usufruem do corpo dos outros e descartam, que debocham do sentimento, que dão golpes financeiros: se apossam de dinheiro, carro, depredam o patrimônio, humilham, machucam, batem. Então, não devemos, se formos abandonados, nos lançarmos nesta condição de tentar recuperar a nossa autoestima nos lançando nos braços de qualquer um, pois é muito perigoso, porque estamos frágeis.

Só que o parceiro que nos abandonou, **sem causa justa**, assume parcela de responsabilidade no que é feito. Por quê? Porque na hora que ele soltou a nossa mão, não conseguimos manter o equilíbrio e caímos. E aí, o que abandona torna-se corresponsável nesse processo.

Imaginemos quantas histórias de desespero conhecemos a partir daí. Quantas pessoas que se jogaram no vício, na prostituição, na delinquência; se lançaram no álcool, na promiscuidade; fizeram ruptura com a família; enveredaram por processos amargos de depressão; cometeram suicídio; quantas pessoas destruíram suas vidas por uma decisão equivocada do parceiro que não teve habilidade para terminar a relação. Então, somos parcialmente responsáveis por aquilo que o outro vier a experimentar.

Só que essa responsabilidade ocorre quando você não orienta a pessoa de que a relação não está bem, não vai preparando a pessoa com cuidado, amadurecendo a ideia junto ao outro, pesando os prós e contras de uma convivência que, afinal de contas, não está equilibrada. É preciso dar tempo ao outro para que se prepare, assimile a ideia de uma forma menos traumática, com respeito aos sentimentos dele ou dela.

Acontece que muitas vezes o parceiro interessado na ruptura, comunica sua decisão de maneira repentina, insensível, pensando apenas em seus próprios interesses. Essas rupturas abruptas é que geram compromissos no campo da responsabilidade nesta ou numa próxima existência.

É lógico que, dentro desse cenário, temos também as histórias das estratégias de culpa, quando ao perceber que foi abandonada pelo parceiro ou parceira, a pessoa não se cuida mais, para que o estágio de penúria emocional em que fique gere remorso em quem a abandonou. Ela "empobrece" seu visual e seu vestuário, assume um ar de sofrimento, de desleixo, se vitimiza, para impingir culpa ao outro. Isso também é uma estratégia de vingança, dentro do pensamento: "olhe o que você fez, você acabou comigo".

Então, segundo Emmanuel, a pessoa assume responsabilidade quando vira as costas, abandona o outro e não volta, nem para dar alguma explicação. Você simplesmente faz um movimento de ruptura, sem motivo justo, saliente-se, sem preparar o outro e aí assume parcela de responsabilidade sobre a desestruturação daquele ser.

Emmanuel complementa: "Caberá ao que abandona reabilitar o outro até o ponto que o feriu." Então se derrubamos alguém, assumimos, diante da Lei de Causa e Efeito, a responsabilidade de colocar a pessoa de volta na posição que estava, reorganizar o indivíduo que tenhamos destruído a partir da nossa ação afetiva.

No livro *Justiça Divina – Compromissos em nós (lição 53)*, atentemos para o título da mensagem de Emmanuel. Significa que eu trago compromissos em mim. Destacamos dois trechos dela:

"[...] tens um pai irascível e intransigente, que mais se assemelha a um tigre de sentinela. Um dia, compreenderás que ele vive assim por defeitos da educação que lhe impuseste em outra existência."

"[...] tens uma esposa mentalmente fixada na fronteira do hospício. Um dia, compreenderás que, em estradas distantes, foi ela a parceira menos feliz, em cujos pés colocaste lama escorregadia, para que resvalasse, desamparada, na esquina do sofrimento."

Percebe-se aí a atuação da Lei de Responsabilidade. Educou mal uma pessoa, agora a tem como um pai irascível; desprezou ou tratou mal uma parceira, a tem novamente como esposa que apresenta transtornos mentais causados por sua atitude em relação a ela numa vida passada.

Lei dos cárceres afetivos

Toda vez que cometemos um crime, por este fato nos tornamos um delinquente. De igual forma, quando fazemos mal ao outro afetivamente, tornamo-nos um delinquente afetivo, porque roubamos do outro a confiança que ele tinha em nós e a certeza de que o amor existe. É a delinquência afetiva. Fazemos um saque afetivo e as consequências nos levarão aos cárceres afetivos.

A Doutrina Espírita nos oferece vários ensinamentos para o entendimento das necessidades que temos no uso das energias afetivas. Importa considerar que na lei humana existe a fuga do cárcere, mas aqui é outra instância de prisão, da qual é difícil fugir. Dada a magnitude desta lei, abordaremos este ponto de forma mais específica no capítulo 6, especialmente composto para tratar a questão dos cárceres afetivos.

Lei do Tempo

Quanto tempo uma pessoa precisará para se transformar num Espírito resolvido em relação à afetividade? Segundo as obras mediúnicas, o Espírito leva, para ir da condição de provas e expiações à condição de Espírito feliz, o tempo que for preciso, ou seja, é variável de Espírito para Espírito. Então, a Lei vai nos aguardar pelo tempo que for preciso, salientamos, até que alcancemos, de maneira efetiva, a libertação definitiva de nossas almas. Milênios, milhares de milênios, o que for necessário, de acordo com a trajetória de cada um. Quem dará o ritmo da evolução seremos nós mesmos.

Emmanuel usa uma frase poética sobre isso ao dizer: "A lei nos aguardará pelo tempo que for preciso, até que ela se inscreva em nossos corações com caracteres de luz". Então, quanto mais eu me esforçar, mais rápido eu serei feliz. Pelas Leis Universais nós precisaremos do tempo que for necessário para que as nossas almas se libertem. E o Universo não tem pressa. Quantas encarnações e migrações forem necessárias vão ocorrer, sem nenhuma pressa.

Não há, portanto, nenhum traço efetivo de tempo marcado. Se alguém cravar um tempo determinado, desconfiemos. Porque sabemos que cada Espírito tem um ritmo diferente, uma marcha própria no seu processo evolutivo e evidentemente precisará de mais ou de menos tempo para se resolver.

Lei da Individualidade

É a Lei que diz que cada um de nós possui um ritmo, que não existe um padrão específico. Essa Lei decorre da Lei do Tempo, que nos diz que o tempo nos aguardará o quanto for preciso.

A Lei da Individualidade nos diz que é preciso aprender a respeitar de maneira legítima as condutas, as opções, as escolhas e as orientações sexuais que as pessoas possam ter. E quantas vezes não aceitamos, revoltamo-nos, criticamos, debochamos, jogamos pedra, nos afastamos, quando no fundo nós todos somos almas que apresentam sequelas de atos passados.

Joanna de Ângelis na obra *O Homem Integral* diz que todo desequilíbrio emocional é um sinal de sofrimento, portanto, se uma pessoa apresenta um tipo de conduta afetiva que a Lei de Deus desaprove, não duvidemos: existe sofrimento por trás dessa atitude. Não nos arvoremos, pois, em apontar ou ridicularizar as pessoas. Isso seria um comportamento deplorável de nossa parte.

Emmanuel dedica um capítulo da obra *Vida e Sexo*, intitulado *À margem do sexo*, onde destaca a importância de não condenar ninguém pelas suas condutas. Aprendamos a respeitar as condutas sexuais dos indivíduos porque ninguém deve ficar analisando a vida de ninguém. Ninguém foi constituído como avaliador ou julgador da vida alheia, pois, às vezes, nem a nossa estamos conseguindo equilibrar e estamos interessados em julgar os demais.

Não sabemos a profundidade da dor do outro. Todos nós temos o direito de sermos o que quisermos. Já dizia Chico Xavier: "Eu dou aos outros o direito de ser como quiserem, mas a mim o dever de ser como devo ser."

Além desse ponto da Lei, há também a situação em que um casal com filhos já adultos se separa, e estes filhos desejam interferir na vida afetiva dos pais, impedindo-os de terem novos parceiros. No entanto, esses filhos seguirão suas próprias vidas afetivas. Eles escolhem seus parceiros, mas desejam impedir os pais de escolherem os deles, desconsiderando que seus genitores terão que enfrentar uma velhice solitária. Portanto, precisam respeitar o direito de seus pais desejarem retomar suas vidas afetivas.

Claro que existem situações em que pessoas utilizam dos sentimentos dos outros para dar golpes, para explorar financeiramente, ou que são perigosas em algum sentido. Mas não podemos nos esquecer de que as pessoas têm direito de reconstruírem suas vidas afetivas.

A regra básica desta Lei é dar a cada um o direito de fazer suas escolhas afetivas, respeitando-as, porque nós também somos Espíritos em processo de aprendizado afetivo.

Isso também se deve ao fato de que o processo da evolução não é tão veloz quanto se possa crer. Analisemos este caso hipotético: imaginemos uma jovem de 20 anos completamente apaixonada pelo Carnaval. Ama as folias de Momo e, por isso, desaparece na sexta-feira e reaparece apenas cinco dias depois, na quarta-feira de cinzas. Desses dias ela não recorda onde esteve, com quem esteve e nem a quem pertence as roupas que está usando. Teve diversos parceiros nesses dias e já aguarda, com ansiedade o próximo ano, para repetir a prática.

Ocorre que essa hipotética moça, aos 25 anos conhece o Espiritismo e começa um processo de mudança e vai progressivamente abandonando esse comportamento... Hoje está com 76 anos, tem filhas e netas, e atua intensamente no movimento espírita, é uma liderança muito respeitada. Atualmente orienta filhas, netas e demais pessoas quanto aos perigos da promiscuidade e apresenta uma vida correta e muito equilibrada. Muitos poderiam dizer que ela fez uma significativa mudança numa única existência, mas não se pode fazer tal raciocínio. Sem dúvida, essa hipotética pessoa realizou uma mudança notável, mas só se poderá dizer que houve mudança real quando esse mesmo Espírito reencarnar e aos 20 anos demonstrar a maturidade dos 76 anos. Verifiquemos se voltando a ter os hormônios típicos de alguém recém-saído da adolescência e sem a orientação espírita, se este indivíduo já apresenta ter registrado os valores demonstrados na velhice da encarnação anterior. Caso contrário, seria alguém em luta com suas dificuldades.

É por isso que não devemos criticar a conduta de quem quer que seja, porque não sabemos quem seremos quando retornarmos para uma nova existência... Teremos realmente absorvido os conceitos do bem? Ou seremos ainda apenas Espíritos contidos?

Finalizamos aqui o panorama sobre as seis leis afetivas, importantes para nortearem o que teremos que trabalhar em nós, e abrimos o detalhamento da Quarta Lei, a Lei dos Cárceres Afetivos.

O renascimento e a vivência reiterada em diferentes existências são oportunidades que a Lei Divina oferece para que o indivíduo, pouco a pouco, alcance a perfeição moral e espiritual, integrando a sexualidade ao seu propósito superior de evolução e comunhão com o amor universal.

- Adriane Bacarin

6

CÁRCERES AFETIVOS

A Lei dos Cárceres Afetivos nasce da conjunção das Leis de Reciprocidade e de Responsabilidade. Ela é resultado da desobediência dessas leis.

Se eu tivesse exercido a minha afetividade dentro da Lei, eu não teria me corrompido. Quanto mais me afasto do bem, maior é a corrupção que eu produzo. Quando eu crio desamor na minha alma, eu nem percebo que imponho sobre mim um processo de autopunição.

Como nós todos sabemos, a Lei de Causa e Efeito opera dentro de nós por um instrumento que é nossa consciência. Não há um juiz externo, é o próprio juiz interno que vai nos julgar, nos sentenciar ou nos absolver.

Delinquência afetiva

No ambiente legal da existência humana, todas as vezes que alguém engana, trapaceia, ilude, corrompe a outrem, ele descumpriu a lei, então é um delinquente. Todas as vezes que alguém faz um movimento de negar ou ofender a lei de Deus, é um delinquente da Lei Divina.

No mundo material o que acontece com aquele que descumpre a Lei, que desrespeita o ordenamento jurídico de uma sociedade? Ele é encarcerado.

Nas Leis da Afetividade isso também acontece.

Houve um delito que, no caso, foi furto ou assassinato. Furto das esperanças, da crença de que possa existir um amor verdadeiro; o roubo do coração de alguém, não no sentido de conquistar, mas de iludir, enganar, de apropriar do sentimento do outro, de infelicitar, deixar o outro pobre de esperanças, de sentimentos de amor. O delinquente promove um saque afetivo. De outras vezes, a pessoa não rouba, ela mata o sentimento do outro, destrói a crença de que aquela pessoa poderia ser feliz. A conduta do delinquente afetivo acaba com a crença do outro no amor verdadeiro.

Uma vez produzido o erro ou delinquência, criada a circunstância do erro, esse indivíduo tem que ser entregue às autoridades e ir para o cárcere.

Na Lei de Deus, quem cometeu um delito, infringiu a Lei, desrespeitou a afetividade, a vida afetiva-sexual de alguém, inscreveu-se na Lei de Causa e Efeito. Passa a ser um delinquente e ficará preso. Essa prisão, evidentemente, não é de grades convencionais. A pessoa continua a sua vida livre, mas presa atrás de grades invisíveis que a acompanham por onde for. Não é uma prisão concreta em que a pessoa fica sem contato social, mas ela está enclausurada dentro de uma específica expiação, que de alguma forma é um instrumento educativo para essa alma tão indisciplinada no campo da afetividade.

Esses cárceres podem ser de três naturezas:

Cárceres Afetivos Físicos

Algo no corpo que aprisiona o Espírito para que não volte a delinquir afetivamente. Ele passa por uma circunstância em que o seu corpo é o limitador para que não tenda a recair nas mesmas práticas em que se envolveu no passado ou até nesta existência. Há inúmeras circunstâncias que podem configurar cárceres físicos, no entanto é bom ter claro que são possibilidades, não fatalidades.

Também importa considerar que, não necessariamente, a pessoa que apresente as características que vamos relacionar esteja incursa em delinquência afetiva. Todas as circunstâncias de cárceres físicos podem ser resultado de prova, expiação ou missão. Um Espírito pode apresentar uma doença ou limitação para saber como se sairia diante desta experiência (o que caracterizaria uma **prova**) ou, até programar essas experiências para dar exemplo de como se sairia nessas circunstâncias adversas (o que caracterizaria uma **missão**);

Os cárceres afetivos são **sempre** experiências expiatórias por decorrerem de delitos do passado. Embora vivenciando as mesmas experiências que outros poderiam estar passando como prova ou missão, aqui a razão seria a correção da conduta, ou seja, a ocorrência tem caráter impositivo sobre o delinquente, em outras palavras: aqui a mesma doença ou limitação teria o caráter de **expiação**. Vejamos alguns exemplos:

Feiura: o indivíduo pode nascer muito feio, essa é uma possibilidade. No passado, ele era muito sedutor, belo, atraente e usou mal esses recursos sob o prisma físico. Ele enganou muita gente e infelicitou muitas famílias, produziu muita dor. Envolveu-se com mulheres muito jovens ou senhoras casadas, desequilibrou lares, prostituiu pessoas, seduziu, mentiu, trapaceou, enganou pessoas e depois as abandonou. Sua capacidade de sedução é um grande problema, então esse indivíduo pode nascer feio para tentar inibir suas ações nesse aspecto. E muitos, mesmo nesta condição, ainda insistem na mesma prática do ontem, se debatendo dentro do cárcere.

Corpo frágil: o indivíduo pode renascer em um corpo que chama a atenção pela fragilidade. Pode até não ser considerado feio, mas o corpo não deixa que seja considerado uma pessoa muito atraente para uma vida sexual, afetiva. Ele desejaria ser sedutor, mas as limitações corporais o impedem.

Alergias: o indivíduo apresenta com frequência alergias num grau de gravidade que o impedem de viver tranquilamente em sociedade. Alergia a sol, não pode ir para a praia; alergia a algum alimento (camarão, tomate, queijo, leite, por exemplo); alergia a grama e assim por diante. Tem a existência marcada por experiências alérgicas, um estômago muito sensível, intolerâncias de toda ordem a alimentos ou outras substâncias. Ele não pode ter uma convivência normal porque se ocorrer um evento alérgico ou um desarranjo físico qualquer, passará mal e pode até morrer. Isso limita o indivíduo para que ele não tenha uma vida agitada e viva mais recluso. Não estamos dizendo que toda pessoa que tem esse quadro de intolerância alimentar, alergias, fatalmente incorreu nesse processo afetivo. É apenas uma das possibilidades de promover os cárceres afetivos.

Doenças: outra forma de cárcere é o indivíduo renascer com uma doença que o impeça de viver o êxtase que gostaria de ter. Uma doença limitante, que não deixa que ele viva como boa parte dos jovens de sua idade, por exemplo. Está encarcerado num corpo que limita o poder de sedução que ele possa ter. Ainda bem, porque se ele não tivesse essas limitações, provavelmente estaria vivendo de novo as experiências equivocadas do passado.

Sinais: a pessoa nasce com uma marca no rosto ou no corpo que ele considera ser a pior coisa do mundo. E, por isso, se julga rejeitado, acredita que ninguém vai querê-lo, se julga horrível. É apenas um sinal, mas, para ele, é absolutamente limitante. Então, isso acaba por refrear suas experiências afetivas.

Deficiência física: uma pessoa que renasça com determinada deficiência física; isso também pode ser um fator limitador que está aprisionando um indivíduo do ontem extremamente voltado para experiências no campo afetivo; e essa condição é o freio para impedir com que ele viva de maneira intensa essa vida afetiva ou sexual que ele gostaria de ter.

***

Além dessas seis situações há, evidentemente outras, tudo aquilo que refreie a chance de que o ser caia novamente nos equívocos cometidos.

Assim, vamos percebendo como, nas nossas existências, o processo de delinquência afetiva pode gerar limitações; o Espírito se apresenta em um corpo que não corresponde às suas expectativas, preso aos cárceres afetivos gerados pela conduta anterior.

Esses são os cárceres físicos. Vejamos agora outra modalidade em que o indivíduo não está preso no corpo, mas aos fatores psicológicos. Muitas vezes é uma pessoa com um físico considerado perfeito, porém, em razão da delinquência afetiva, está presa noutras condições igualmente limitantes.

Cárceres Afetivos Psicológicos

Muitas vezes uma pessoa pode se apresentar linda, com características de pessoa feliz, mas apresenta quadros lamentáveis interiormente. Ela estará livre, mas sua mente estará presa a fatores tão limitantes quanto os do corpo físico, como poderemos ver a seguir, nas múltiplas expressões dos chamados cárceres afetivos psicológicos.

Traumas: situações difíceis geradas por abandono na infância, orfandade; adoção; situações em que a pessoa traz punhais de desamor na alma para que não seja arrojada loucamente nas experiências afetivas. Os traumas, de certa forma, em vários casos, mas não em todos obrigatoriamente, acabam tendo como resultado o refrear das emoções desequilibradas no campo afetivo e sexual. Senão estaríamos dizendo que o mal está chancelado pelo bem e não é essa a mensagem.

Inibições: algumas pessoas trazem inibições, bloqueios psicológicos. Um amigo urologista comentou que existem religiões muito rígidas em que os jovens solteiros negam tanto a sua sexualidade para que não tenham uma vida ativa que, quando eles – ainda muito jovens – se casam, tendem a um bloqueio tão intenso das questões sexuais, estão tão ligados à ideia de que sexo seja pecado, que eles não conseguem ter uma vida sexual satisfatória após o casamento. A ideia de que sexo seja uma coisa errada está tão entranhada na mente que em casa, com a esposa, não consegue ter uma atividade sexual normal.

E idêntico fenômeno acontece com a mulher também, o chamado vaginismo, a situação na qual ela, temendo que a relação sexual seja dolorosa, se contrai, o que então gera dores e a faz crer que toda relação será sempre dolorosa; por isso na próxima se contrai novamente, gerando mais dores e entrando num círculo vicioso de relações sexuais dolorosas, das quais tenderá a ter dificuldades de se libertar sem o acompanhamento profissional adequado.

Educação rígida: a pessoa é submetida a regras familiares rígidas, em relação à convivência social e ao relacionamento amoroso. Então, as nossas histórias familiares muitas vezes estão relacionadas com um possível desequilíbrio do passado. O ideal é que para o encontro com nossas delinquências não seja necessário que alguém caia. Cada criatura encontrará provas que possam promover o refrear das suas impulsividades afetivas, mas, exatamente por conta das suas fragilidades, é possível que alguém atravesse a sua história, produzindo dores que tenham relação com seu passado, porém não necessariamente estavam na sua programação espiritual.

Um exemplo é o caso de Públio Lentulus, personagem do livro *Há 2000 anos*, que na encarnação anterior vazou os olhos de pessoas quando foi seu próprio bisavô Públio Lentulus Sura, mas que não tinha, na perspectiva que a obra mostra, nenhuma prova relacionada à cegueira para ele. Porém, quando André de Gioras, seu inimigo, captura Públio e resolve castigá-lo, ele teria inúmeras formas de fazê-lo e de como mutilá-lo, porém, a ideia que vem ao algoz foi mandar **cegá-lo!** Por que exatamente a cegueira? Por conta dos ímãs da lei! Públio trazia débitos na área e quando André circula pela sala de tortura, decidindo como o mutilaria, aciona os arquivos do hálito psíquico da vítima e decide cegá-lo. Então, podemos ter em nosso caminho alguém que aja dessa forma. Ele não está certo em agir assim, mas ao agir ele aciona os mecanismos da Lei de Causa e Efeito. Não precisava que ninguém fizesse, pois a natureza possui as doenças e os acidentes sem que ninguém precise se comprometer, mas uma pessoa, o fazendo, acaba acionando os mecanismos do interior das nossas almas; no entanto, o que assim age torna-se devedor da Lei: "É necessário que o escândalo venha (ou seja: que a Lei se cumpra, escandalizando-nos), mas ai daquele por quem o escândalo vier" (Mt. 18:7). Noutras palavras, ai daquele que se arvora em ser o pretenso agente da Lei, o desnecessário justiceiro, porque a Lei não precisa dele.

Inversão sexual: esse tipo de cárcere ocorre quando um Espírito que encarna diversas vezes em determinado sexo desenvolve, nessas existências, grande interesse sexual pelo sexo oposto e acaba por tornar-se promíscuo, muito interessado em seduzir, enganar e brincar com o sentimento do outro. Então, esse Espírito pode ter o polo da vida invertido, ou seja, se possui muitas existências em corpos masculinos, com conduta leviana, pode ser levado a encarnar num corpo feminino para aprender a respeitar o universo sexual que prejudicou, para refrear a impulsividade nessa direção e vice-versa.

Mais à frente traremos informações adicionais que auxiliarão na compreensão desses fenômenos. Nunca é demais salientar que, em qualquer situação, deve-se prezar pelo respeito à liberdade de cada um de viver conforme suas escolhas ou como se lhe apresentem as circunstâncias da vida. Não nos cabe qualquer forma de julgamento, em obediência à sexta Lei da Afetividade: a Lei da Individualidade, tratada anteriormente e que nos recomenda a cuidarmos da nossa conduta sem críticas ou comentários sobre a conduta sexual alheia, observando o preceito "atire a primeira pedra aquele que estiver isento de pecado" (Jo 8:7).

Religião rígida: a pessoa pode ser levada a uma religião extremamente vigilante, de pouca flexibilidade, para colocá-la numa determinada prática de vida que é o instrumento educativo que ela precisa ter.

Pobreza: o indivíduo pode não ter nenhuma das limitações já expostas aqui, mas é muito pobre. Adoraria ir para a noite, para os múltiplos divertimentos da juventude, mas suas condições financeiras não permitem gastos relacionados a esse tipo de situação.

É óbvio que a pessoa pode também ter uma combinação de muitas ou até de todas as condições de cárceres anteriormente apresentadas. Aqui foram colocados doze cárceres entre físicos e psicológicos, mas são incontáveis as possibilidades que temos nesse sentido, sendo este cenário apenas uma amostra das possibilidades.

Bons resultados são obtidos muitas vezes, mas nem sempre, pois os resultados educativos recolhidos podem não ser os esperados, porque, às vezes, a pessoa fica tão desesperada de estar no cárcere que serra as grades e foge. Muitos fogem. Por exemplo: nasceu pobre, então, rouba, engana, faz algo ilícito para sair da miséria e se conseguir a riqueza, que lhe parece ser essencial para a felicidade, e tende a recair nas mesmas faltas do ontem; outra nasceu numa religião rígida, rompe com essa religião e vai para o polo oposto.

Isso não significa que uma pessoa que se desagrada de seu corpo não deva fazer uma cirurgia plástica ou outro procedimento estético. Cada um de nós sabe o que fazer de melhor para a sua felicidade. A questão não é procurar uma cirurgia plástica porque esse é um fator muito importante para autoestima e ter a chance de corrigir algo que incomoda, muda a história de vida das pessoas. Mas é importante lembrar que, ao fazer alguma correção no corpo, porque se sente desconfortável com o que tem, é preciso que seja para viver moral e espiritualmente melhor. Se for para repetir as experiências desequilibradas do passado, seria melhor deixar como está. Tudo o que se puder fazer para melhorar a autoestima, sem desequilíbrios, deve-se fazer! Mas se for para resvalar em atitudes desequilibradas, não é recomendável. Seria como se libertar do cárcere para voltar a ele.

O ideal, ao se libertar do cárcere, é tomar o propósito de viver com respeito a si e ao outro, corrigir-se e se tornar uma pessoa melhor.

O grande foco do cárcere é oferecer para a criatura humana a chance da libertação real. O grave para nós é fugir do cárcere para repetirmos as experiências do passado, porque acabamos voltando para a cela, e cada vez em piores condições. Por exemplo, a pessoa repete os erros por várias encarnações e aí na próxima, é submetida a um cárcere mais rígido, comparável aos presídios de segurança máxima, onde a disciplina é mais severa, ou seja, as limitações são maiores.

Emmanuel, no capítulo XXII do livro *Vida e Sexo* diz que todos nós estamos em cárceres. Uns em cárceres mais difíceis, outros menos, porque aos erros do amor nenhum de nós escapou. É razoável, pois, imaginar que todos nós somos delinquentes afetivos. Os cárceres nos convocam a nos reeducarmos, por conta de havermos transgredido a lei de responsabilidade ou a da reciprocidade.

Masmorra afetiva

Sobre aquele que reiteradas vezes e em intensidade e diversidade incorre nas transgressões da lei, Emmanuel diz que do cárcere se foge, mas a repetição dos erros, a resistência a se educar, a respeitar a si e ao outro, não procurar o equilíbrio, insistir em ir para os extremos da indisciplina, o faz correr o risco de ir para o terceiro tipo de prisão: a masmorra, de onde não se consegue fugir. No dizer de Emmanuel, a masmorra é um cárcere físico e também psicológico, sem condição de fuga. É uma circunstância da encarnação que, uma vez a pessoa encarcerada, não existe possibilidade de fuga.

O que seria essa masmorra? São as múltiplas expressões das chamadas doenças mentais. Uma vez envolvido numa circunstância mais complexa, como as doenças de neurodesenvolvimento, com as suas naturais dificuldades de desenvolvimento cerebral, o Espírito terá que experimentar uma existência inteira em tais condições para que nesse período consiga refletir sobre seus atos. Quando alguém apresenta um cérebro comprometido, importa considerar que o adoecimento está no corpo! O Espírito não tem, necessariamente, comprometimento. Se você tiver a chance de conversar com esse Espírito em desdobramento, ele se mostrará saudável, pois é normal, quem apresenta problema de neurodesenvolvimento é o corpo.

Os cárceres afetivos evidentemente oferecem a grande possibilidade do reencontro com antigos parceiros, cúmplices ou desafetos do passado, no mesmo lar. Aquele que feriu, magoou, destruiu, reencontrará as pessoas que fizeram parte de sua história de vida.

Esposos poderão voltar a se reencontrar, mas não necessariamente na condição de parceiros. Essa possibilidade existe, mas podem se reencontrar na condição de pai, irmão, filho, neto e assim por diante, mas a chance de reencontro é muito grande.

No caso da masmorra, também, mas é uma convivência em que o reencontro afetivo como parceiros, pode não estar no radar da existência daquele que veio com o transtorno, conforme a gravidade do caso. Nesse caso, será para ele um período de silêncio afetivo, em virtude do abuso do ontem.

> Quando temos um desequilíbrio no campo da afetividade, do relacionamento afetivo, no aspecto da entrega sexual, na forma como lidamos com a nossa sexualidade, ou se somos promíscuos, ou seja, se não conseguimos lidar bem com as energias genésicas, o plexo genésico é que será lesado.
>
> - Jorge Elarrat

7

SÍNDROMES SEXUAIS

Para um melhor entendimento da sexualidade em nossas vidas se faz necessário que nos apropriemos de alguns fenômenos que ocorrem durante o período da formação de nossos corpos, a chamada **embriogênese** e de alguns conceitos de genética. Esses fenômenos nos remetem a determinadas ocorrências durante a gestação, nas quais podemos desenvolver certas características genéticas chamadas síndromes sexuais.

Os Cromossomos

Para isso precisamos compreender que o ser humano possui em seu genoma 23 pares de cromossomos, numerados de 1 até 22 e um último par chamado de cromossomos sexuais. Tipicamente, em cada par de cromossomos, um veio de nosso pai e outro de nossa mãe. Desse modo, temos dois cromossomos do tipo 1, um veio de nosso pai e outro de nossa mãe; dois cromossomos tipo 2, um veio de nosso pai e outro de nossa mãe. O último par, chamado de cromossomos sexuais, tipicamente, também um veio de nosso pai e outro de nossa mãe.

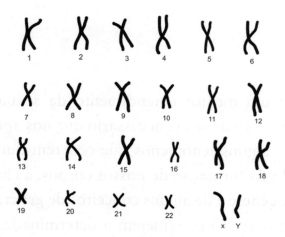

Os primeiros 22 pares são bastante semelhantes entre si, chamados de **autossomos** em razão dessa semelhança de cada par. Esses 22 pares de cromossomos são numerados em ordem decrescente de tamanho. Neles estão as diversas características do nosso corpo, mas as definições sexuais dos indivíduos estão no último par, chamado de **cromos-**

somos sexuais e que nem sempre são semelhantes entre si.

A diferença apresentada no par de cromossomos sexuais decorre do fato de ele poder tipicamente se apresentar de duas formas distintas: a primeira composto por 2 cromossomos grandes. Neste caso, cada um deles é chamado de "X", formando uma dupla XX, em que tipicamente um "X" veio de nossa mãe e o outro "X" veio de nosso pai. A outra condição seria o par de cromossomos sexuais serem formados por um cromossomo grande, ou seja um "X", vindo de nossa mãe e outro cromossomo bem menor, chamado "Y", oriundo de nosso pai, resultando na formação XY.

Quando se tem a formação XX, temos um corpo feminino e a composição sexual XY dá origem a um corpo masculino.

A natureza tende para o elemento feminino. Quando observamos um embrião, entre 4 e 10 semanas, ele ainda está se formando e a partir de três meses será considerado feto, estando todo formado e apenas irá crescer. Mas nas semanas que antecedem a décima segunda semana, a genitália é ambígua, do ponto de vista morfológico, embora a definição do sexo da criança já esteja definida nos cromossomos que a geraram. Ao olharmos um embrião de oito semanas não se pode afirmar se o corpo será masculino ou feminino, porque a genitália não é determinante quanto ao sexo, nesse período. Essas estruturas vão depender do cromossomo Y. Se não houver o cromossomo Y no DNA o corpo será feminino e se houver cromossomo Y, será um corpo masculino.

Formação dos óvulos

Tipicamente o que ocorre para a formação dos óvulos é que o corpo feminino contém os 22 pares de autossomos e o par sexual XX, relembremos, um oriundo da mãe e outro oriundo do pai. Na formação do óvulo, esses cromossomos primeiramente mesclam, com seu análogo, as características oriundas de seus pais, num processo conhecido como *crossover* (senão todos os irmãos seriam iguais) e depois cada cromossomo já mesclado se separa de seu análogo dando origem a duas células com metade do genoma contendo um cromossomo tipo 1, um cromossomo tipo 2, até um cromossomo tipo 22; esse processo ocorre também com os cromossomos sexuais, em que um cromossomo X irá para uma das células filhas e outro para a outra. Uma das células-filhas será o óvulo e a outra será uma célula não reprodutiva chamada **corpúsculo polar**.

Em boa lógica, se o óvulo se origina de uma estrutura XX, que se parte, o óvulo tipicamente terá um cromossomo X, não sendo previsível um óvulo possuir um cromossomo Y. A expectativa sempre será ter um cromossomo X.

Formação dos espermatozoides

Agora vejamos o caso da célula masculina. O corpo masculino tem também 22 pares de autossomos e um par de cromossomos sexuais formado por um X que ele herdou da mãe e um Y que herdou do pai, ou seja, um par XY. Na formação do espermatozoide, esses cromossomos se misturam para fazer o *crossover* e depois se dividem, um cromossomo para cada célula-filha; esse processo ocorre também com os cromossomos sexuais, em que o cromossomo X seguirá para uma das células formadas e o cromossomo Y para a outra.

Desse modo, Deus não precisa controlar a igualdade numérica dos sexos porque a Lei da Natureza transforma os gametas masculinos em 50% X e 50% Y. Há 50% de chance de gerar um corpo masculino e 50% de gerar um corpo feminino.

Então está garantida a igualdade numérica de sexos a partir da estrutura da espermatogênese. Se, na sociedade, a quantidade de indivíduos não é exatamente 50% para cada sexo isso se dá porque os homens possuem taxa de mortalidade maior por diversos fatores que também envolvem as mulheres, porém em proporção bem menor do que neles: gostam de esportes radicais, exercem profissões de maior risco, vão à guerra, apresentam comportamento mais tendente a vícios, ao crime, se alimentam de forma pior, vão menos ao médico, tem menos cuidados com a saúde. Existem ainda algumas doenças localizadas no cromossomo X que as mulheres se tornam portadoras, mas não as manifestam, como a hemofilia. Mas geneticamente a probabilidade é igual.

O corpo masculino gera 2 tipos de espermatozoides, com idêntica possibilidade: temos um espermatozoide que contém a informação X e ao encontrar o óvulo, que também tem X, resultará na estrutura feminina; e temos outro espermatozoide que contém a informação Y e ao encontrar o óvulo com a informação X resultará na estrutura masculina.

Isso significa dizer que tipicamente quem define o sexo da criança é o pai. A mãe oferecerá um X e do pai vem a diferenciação em X ou Y.

Na clássica figura da corrida dos espermatozoides em direção ao óvulo – que já possui um X dentro de sua estrutura – quando o óvulo encontra um espermatozoide X será gerado um corpo feminino; se encontra um espermatozoide Y será gerado um corpo masculino.

O desconhecimento disso gerou na história situações cruéis em que mulheres eram punidas ou sacrificadas por darem à luz apenas a meninas.

A ciência afirma que na corrida dos espermatozoides, o mais rápido vence milhões de outros e fecunda o óvulo. Há uma hipótese que está em estudo de que, na verdade, é o óvulo que escolhe e atrai o espermatozoide, numa espécie de afinidade entre eles. Ainda não há conclusões sobre isso, mas já existem algumas discussões a esse respeito.

Quando estudamos a Doutrina Espírita e sabemos da interferência dos Espíritos no processo de fecundação entendemos essa conexão e essa aparente "escolha" que o óvulo está fazendo do espermatozoide, entendendo nisso uma ação espiritual para que aconteça uma conexão mais exata daquilo que precisamos para nosso programa reencarnatório. Se o espermatozoide mais capaz fosse o fecundante, como explicar a grande quantidade de fecundações com material genético atípico? Assim, conforme a Doutrina Espírita não seria o mais capaz, mas o mais adequado, pois experimenta a intervenção dos Espíritos para que se destaque entre todos e promova a fecundação.

Alguém pode questionar a interferência científica na alteração do sexo do bebê. Quando a ciência afirma poder definir o sexo do bebê não é no genoma já estabelecido, mas na escolha do espermatozoide X ou Y para atender aos interesses da pessoa ou casal.

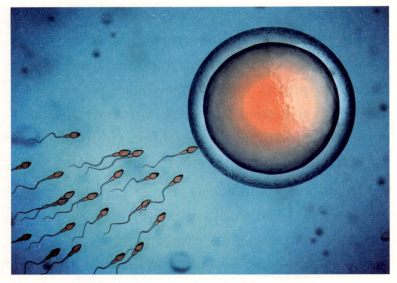

E como ficaria a situação do Espírito programado para vir em um corpo feminino, mas os pais e os especialistas estão selecionando um corpo masculino para sua reencarnação ou vice e versa? Ele aceitará ou não a oportunidade que está sendo concedida, ou outro Espírito pode lhe tomar o lugar, em função do corpo oferecido.

O que tem sido tentado pela ciência é definir as características físicas: alguém quer um filho de olhos azuis e cabelo castanho, assim por diante. Personalidade não será muito fácil porque há provas de que o genoma não contém a personalidade da criatura humana. Vemos isso nos gêmeos univitelinos, que têm DNA idêntico, são exatamente iguais fisicamente, mas têm personalidades diferentes.

Uma dúvida recorrente é se essa escolha das características do filho em laboratório não atrapalha a programação reencarnatória do Espírito que virá a habitar aquele corpo.

Por exemplo, ele precisa renascer com uma Síndrome de Down, ou uma deficiência em determinado órgão ou membro porque é importante para sua evolução. Mas, os pais escolhem em laboratório espermatozoides e óvulos saudáveis e há a fecundação.

E aí? O que acontece?

O Espírito vai reencarnar, e os pais decidiram parte do DNA e oferecem ao filho um material genético que não é o que ele necessitava. Uma compreensão maior sobre essa questão do Espírito com possibilidade de ser ligado a um embrião resultante de fecundação em laboratório será oferecida dentro da abordagem que faremos das síndromes sexuais.

ESPERMATOZOIDE X + ÓVULO X = FETO FEMININO XX

ESPERMATOZOIDE Y + ÓVULO X = FETO MASCULINO XY

Importante salientar sempre que não falamos de fatalidades e sim de possibilidades.

Atipicidades cromossômicas

Até aqui falamos do que é tipicamente previsível, sem nenhuma intercorrência. Mas não é só isso que pode ocorrer. Durante o período da embriogênese pode acontecer algum tipo de singularidade nesse fenômeno de construção de nossas estruturas orgânicas. Então, temos um fenômeno que foge à regra, as situações que são chamadas de Síndromes Cromossômicas, dentre as quais nos deteremos nas relacionadas aos cromossomos sexuais.

Síndromes Sexuais

Essas situações surgem quando o processo de embriogênese não acontece exatamente como vimos anteriormente, quando houve alguma ocorrência atípica em algum ponto.

Diferentemente do procedimento comum, em que todos os cromossomos interagem de maneira previsível e nasce um corpo XY ou XX, com todas as características que identificamos de cada sexo, podem ocorrer algumas diferenças durante a gametogênese, que vão gerar diversas situações, com um número maior ou menor de cromossomos. Vejamos os casos mais comuns:

1. Síndromes sexuais por duplicidade de cromossomos

Tipicamente o corpo feminino possui uma dupla de cada cromossomo, que serão divididos quando da formação do óvulo, que tem apenas metade do genoma originário.

Neste cenário, o óvulo terá 1 cromossomo de cada tipo: um cromossomo 1, um cromossomo 2, um cromossomo 3 e assim por diante até um cromossomo 22 e um cromossomo sexual X, que se vinculará a um espermatozoide com idêntica estrutura, com duas alternativas nos cromossomos sexuais, podendo ser X ou Y.

Se, na composição dos cromossomos de um óvulo ou espermatozoide, houver a transferência de dois cromossomos do mesmo par, temos uma atipicidade. Se, por exemplo, um óvulo se formou com dois cromossomos 21, então quando ele for fecundado, ao invés de receber do espermatozoide o segundo cromossomo 21, receberá um terceiro. Todas as vezes que um genoma possui 3 cromossomos do mesmo tipo, chamamos isso de trissomia, e neste caso, seria uma trissomia do cromossomo 21, conhecida como **Síndrome de Down**. Poderia também o espermatozoide conter dois cromossomos 21 e o óvulo entregar um terceiro, criando de forma idêntica o mesmo fenômeno: **Trissomia do cromossomo 21**.

Fenômeno análogo pode ocorrer com os demais cromossomos gerando síndromes diversas e, quando afetam os cromossomos sexuais, dão origem às **Síndromes Cromossômicas Sexuais**.

Imaginemos que na hora da formação do óvulo, aconteceu uma singularidade: os dois cromossomos X foram para óvulo e nenhum X foi para o corpúsculo polar. Este óvulo XX ao ser fecundado terá grande chance de apresentar uma síndrome sexual.

Então Deus teria falhado?

Não, esse é um fenômeno da Natureza. Se de repente por algum motivo foi necessário que essa estrutura com esse material genético fosse aproveitada para aquele determinado Espírito, então a criança vai nascer com essas características. E se o Espírito que vai reencarnar não se enquadra nesse material, naturalmente ele não vai ser ligado a esse óvulo e aguardará uma nova oportunidade condizente com aquilo que tem que cumprir na sua encarnação.

Então, seja no processo natural ou em laboratório, a ligação do Espírito com o embrião depende daquilo que sejam as circunstâncias que ele precise como prova ou expiação.

Vejamos agora algumas ocorrências especiais no processo de embriogênese que vão gerar indivíduos com síndromes específicas.

Síndrome de Klinefelter (XXY)

Sabemos que um óvulo X e um espermatozoide Y resultam num corpo masculino e que um óvulo X e um espermatozoide X formam um corpo feminino, mas o que resultará da estrutura XXY? Quando um óvulo X encontra um espermatozoide XY, ou quando um óvulo XX encontra um espermatozoide Y, qual é o resultado disso?

Por ter Y no genoma, o corpo desenvolverá as estruturas físicas masculinas, não apresentará ambiguidade sexual ao nascer. Será um corpo masculino em sua genitália, ao crescer trará tendência a ser uma criança mais quieta, que não se agrada de brincadeiras agitadas e gosta de jogos. Um indício físico são os testículos pequenos e duros, o pênis também é pequeno, no entanto ele vai conviver com outros de maneira natural.

Ao entrar na adolescência virão os conflitos, porque os caracteres femininos se apresentarão. As mamas se desenvolverão, o quadril será largo e os ombros estreitos, as pernas serão muito longas, os pêlos se distribuirão como ocorre tipicamente no corpo feminino, a barba será rala e não terá a calvície das têmporas – as entradas – por conta das características genéticas que possui.

Isso se chama Síndrome de Klinefelter, que não é de fácil detecção pelos pais na infância porque ainda não há evidências claras das características.

A partir da puberdade é que os aspectos físicos se mostrarão evidentes.

Os indivíduos com essas características têm um conflito de sexualidade por vezes intenso: alguns deles não se enxergam como homens; outros mantêm sua vida como homem, por vezes não casam e levam a vida celibatária até o final; outros têm vida homoafetiva e outros ainda, apresentam interesse em ter outro sexo.

Em alguns casos, o indivíduo se identifica tanto com o lado feminino que opta por fazer os procedimentos para mudança de sexo; muda sua identidade e passa a viver como mulher.

Importa relembrar que, muito mais importante que a orientação sexual do indivíduo, a sua conduta diante do parceiro é o fator essencial, de onde se destaca a necessidade de uma vida em regime de lealdade e fidelidade, na escolha de alguém para complementação afetiva e cumplicidade, sem promiscuidade. Este é o ponto mais importante nessas circunstâncias.

O Espírito que experimenta esta síndrome traz histórias do passado, que justificam a atual situação.

Joanna de Ângelis reconhecendo a complexidade, singularidade e a delicada gama de valores da multiplicidade de caracteres que nos compõem, traz que de modo geral a constituição do ser humano é resultado direto de suas necessidades evolutivas, moldadas pelo perispírito, que atua como um modelo organizador biológico. Este, trazendo em sua estrutura sutil os registros da evolução, plasma o corpo físico desde o momento da concepção, permitindo que o Espírito manifeste-se no plano material. Como já comentado, essa configuração corpórea é essencial para o aprimoramento do caráter e o resgate de compromissos passados. No processo, o perispírito organiza os códigos genéticos do DNA, direcionando a formação celular e estrutural, enquanto o Espírito imprime os fenômenos emocionais e as faculdades psíquicas, revelando-se como herdeiro de si mesmo.

O aparelho genésico, com sua função reprodutora, desempenha papel fundamental como repositório de hormônios que, aliado ao restante do sistema endócrino, favorece o equilíbrio físico, emocional e intelectual. A energia sexual, quando bem canalizada, impulsiona a realização criativa e produtiva, integrando o indivíduo ao fluxo natural da existência. No entanto, sua má utilização resulta em desordens neuróticas e comportamentais, impactando profundamente o processo reencarnatório. A sexualidade, portanto, exige cuidadosa administração para promover harmonia e crescimento espiritual, preservando-se de vínculos com o instinto primitivo ou com influências perniciosas.

A estrutura genética, enquanto reflexo da programação espiritual e das influências energéticas, pode ser alterada tanto por marcas cármicas de vidas passadas quanto por aspirações inconscientes dos genitores. Tais mudanças podem resultar em conflitos de expressão e comportamento, requerendo orientação cuidadosa para evitar desequilíbrios emocionais. A engenharia genética, ao manipular os códigos do DNA, deve agir com extremo cuidado, evitando intervenções que desrespeitem a programação espiritual do reencarnante, uma vez que isso pode gerar distúrbios profundos na conduta e no equilíbrio interior.

A educação sexual, sustentada por disciplina mental e moral, é um desafio que todos devem enfrentar. O uso equilibrado e responsável da sexualidade promove o bem-estar e facilita o crescimento espiritual, enquanto os abusos e os vícios aprisionam o ser às paixões primitivas, perpetuando angústias e dificuldades.

Assim, o corpo humano, enquanto templo do Espírito, merece cuidado, respeito e zelo. Na área sexual, a vigilância e a disciplina são indispensáveis, haja vista que esta envolve energias poderosas e vitais para a evolução. O Amor, em sua expressão mais pura e universal, é o guia supremo para resolver os conflitos e dificuldades que surgem, indicando o caminho do equilíbrio, da paz e do progresso espiritual.

Vejamos outra ocorrência:

Síndrome do Triplo X (XXX)

O que acontece quando se unem XX+X, fenômeno originado de um óvulo XX combinado com um espermatozoide X ou um óvulo X combinado com um espermatozoide XX? Como não há Y, na estrutura do DNA, então o corpo será feminino. É a Síndrome do Triplo X ou da Super-fêmea. Embora, à primeira vista, isso possa parecer que é uma mulher extremamente interessada sexualmente, não é. Aquelas que são XXX têm dificuldade de aprendizado, de raciocínio, algumas apresentam retardo, dentre outras dificuldades.

Fisicamente não diferem das outras mulheres. Têm a estrutura biológica, morfológica em tudo semelhante ao corpo feminino XX. Elas apresentam alguma dificuldade emocional, mental e alguns conflitos emocionais.

Muitas delas se reproduzem, ou seja, não são necessariamente inférteis, mas possuem disfunção ovariana que compromete a capacidade de reprodução, por causa da menstruação irregular.

Existe também a ocorrência de 4X. Nestes casos, as deficiências são mais graves, com maior prevalência de transtornos mentais.

2. Síndromes sexuais por ausência de cromossomos

Ocorrência de 0 Y (zero Y)

Nessa situação o óvulo não apresenta nenhum cromossomo sexual e o espermatozoide está dotado com o Y. Isso ocorre quando na formação do óvulo os dois X forem para o corpúsculo polar e o óvulo fica sem o cromossomo sexual, contendo apenas os 44 autossomos. Então, na fecundação, o cromossomo Y do espermatozoide não encontrará outro cromossomo sexual e estará sozinho. O cromossomo Y formará um genoma 0Y. Qual é o resultado disso?

Quando isso ocorre, não há êxito na formação de um novo indivíduo, esse ser não se desenvolverá, porque somente a informação sexual de Y, sem as outras informações do cromossomo X, é insuficiente para formar vida.

Os autossomos são parelhos, ou seja, são iguais, há um diálogo entre eles, gene a gene, para definir características, tais como: se a pele será escura ou clara, se os olhos serão verdes ou castanhos, se os cabelos serão encaracolados ou lisos e assim por diante.

Mas vimos antes que os cromossomos X e Y são estruturas de dimensões diferentes. O cromossomo Y é bem menor do que X, cabendo pouca informação nele, portanto, não consegue "dialogar" palmo a palmo com X.

Um exemplo, para deixar mais clara essa questão é a hemofilia, doença hereditária em que há dificuldade de coagulação do sangue e que se por algum motivo a pessoa se fere pode ser vítima de grave hemorragia. Embora não seja um atributo sexual, esta informação está contida no cromossomo X.

Quando o cromossomo X tem essa característica e o genoma é XX, o segundo X inibe a manifestação da doença. Mas no caso do genoma XY, pelo fato do Y ser bem menor é como se fosse um prédio de 4 andares querendo fazer sombra sobre outro, ao lado, com 12 andares. Doenças na porção do cromossomo X não alcançadas pelo pequeno cromossomo Y(acima de 4 andares) não poderão ser inibidas. E é nesta porção que está a hemofilia. Por isso há XY hemofílicos e a estrutura XX é apenas portadora, gerando filhos hemofílicos sem manifestar essa característica nas mulheres.

Então, a composição 0Y por ter apenas um cromossomo sexual pequeno, que não contém todas as informações para a composição completa de um indivíduo, não gerará um novo ser.

Síndrome de Turner (X0)

Nesta nova situação, há duas possibilidades: o óvulo não possuir o cromossomo X e o espermatozoide tem um X, ou o óvulo é típico, contendo um cromossomo X e o espermatozoide não possui nenhum cromossomo sexual. Neste caso, o embrião se desenvolve e nasce. Temos a Síndrome de Turner, com estrutura X0.

E o corpo será masculino ou feminino? Como não possui Y, então a genitália será feminina. E quando chegar à puberdade ela não vai adolescer, permanecerá com corpo de criança a existência inteira. As mamas não se desenvolverão, não haverá menstruação, o corpo não vai se desenvolver os caracteres sexuais secundários. O corpo será de baixa estatura, com o pescoço alado (uma espécie de membrana de cada lado) os mamilos bem afastados, não terá ovários. Mas são extremamente inteligentes, muito articuladas, excelentes em sustentação oral e discussões verbais.

Existem casos raros em que meninas identificadas muito cedo com Síndrome de Turner, fazem reposição hormonal e se desenvolvem. Como não ovulam, não têm filhos por via natural. No entanto, há casos em que, com acompanhamento médico e fecundação in vitro, conseguem gestar embriões de óvulos de outra mulher e obtêm êxito na maternidade, apoiadas por diligente acompanhamento hormonal.

3. Mutação Gênica

Em todos os casos citados, trata-se do momento da fecundação e do resultado biológico dele, do material ao qual o perispírito se ligará por ser o grande dinamizador deste processo. Como modelo organizador biológico, o perispírito vai se amoldar a esse material genético já fecundado, de acordo com a programação reencarnatória do Espírito que se liga a esse determinado corpo.

Porém, mesmo que o material genético seja típico, quando o Espírito traz sequelas do seu passado, o perispírito reflete essas mazelas e pode atuar no corpo gerando uma estrutura biológica comprometida.

Síndromes cromossômicas podem ser, portanto, decisão dos planejadores espirituais na escolha de gametas atípicos, para que o Espírito cumpra determinada experiência em sua trajetória evolutiva, mas podem ser também fruto do processo em que o próprio Espírito reencarnante altera o código genético recebido.

Imaginemos que um Espírito precisa ter um braço com uma má formação. Os mentores podem escolher um espermatozoide com essa característica, dinamizar o deslocamento desse gameta e a promover a fecundação a partir deste, em detrimento de todos os demais. Observemos que embora tenha uma singularidade genética este foi o escolhido, exatamente por melhor servir aos propósitos do Espírito.

Pode acontecer que o Espírito receba um material genético típico, sem síndromes, mas as sequelas espirituais que possui promovam atipicidades na multiplicação celular durante a gestação. Este fato resultará em um corpo cujo genoma foi alterado no curso da gestação e as células afetadas gerarão outras células-filhas também sindrômicas. E quanto mais no início da gestação essa mutação acontecer, tanto mais gravosa será a síndrome, porque maior número de células se originará daquela que tem a mensagem diferente. Assim, haverá dois genomas nesse mesmo indivíduo, um típico e o outro fruto da mutação, como se ele fosse um mosaico, designando esse fenômeno de mosaicismo. Dessa forma, a mutação genética vai expressar as energias do perispírito refletidas no corpo, ainda que o material genético original recebido esteja livre de síndromes.

Bom salientar que apenas a morfologia dos implementos sexuais é definida pela genética, os caracteres morais não são herdados. Mas, as alterações hormonais exercem influência sobre o comportamento do indivíduo, como ocorre nos períodos de tensão pré-menstrual e naquelas pessoas que injetam hormônio masculino ou feminino e passam a ter comportamento com as características do sexo oposto ao de seu nascimento.

Síndrome de Morris

É a surpreendente síndrome em que um indivíduo XY – que deveria originar um corpo masculino – não ativa o cromossomo Y do seu genoma, dando origem a um corpo feminino e que não apresenta nenhuma evidência sindrômica, até porque costumam ser mulheres extremamente bonitas, que chamam atenção por sua rara beleza, tornam-se personalidades famosas, muitas vezes atuando em televisão e cinema. Trazem tendência a um psiquismo feminino sem conflito, o que torna este fenômeno ainda mais interessante. Alguns casos famosos podem ser encontrados na internet.

Ao chegarem à puberdade, as mamas se desenvolverão, os quadris se alargarão, mas não há menstruação, não ocorre o surgimento dos pelos. Não existirão ovários, mas gônadas rudimentares internas como se fossem ovários, o útero será disfuncional, não havendo perspectivas de gestação.

4. Hermafroditismo

Este é o fenômeno que ocorre quando um indivíduo nasce com as duas estruturas no mesmo corpo, a sua genitália é ambígua, não se diferencia se é masculino ou feminino. Ele é ao mesmo tempo Hermes e Afrodite.

Deve-se atentar que a Síndrome de Klinefelter não é hermafroditismo, porque o indivíduo não tem genitália feminina.

Na embriogênese sexual do ser humano temos os corpúsculos de Müller que se forem estimulados desenvolverão os órgãos femininos e os corpúsculos de Wolff que nesse caso desenvolvem as estruturas masculinas da criatura.

A princípio é uma estrutura idêntica que se diferencia para atender aos desígnios do Espírito que vai reencarnar. Se for XX vai desenvolver ovários que se ligam às trompas que se ligam ao útero; se for XY desenvolverá testículos, que se ligam ao epidídimo (o canal que sai dos testículos em direção à próstata) que se liga à próstata.

Os ovários contêm os óvulos, os testículos contêm os espermatozoides. Na mulher há o clitóris e por fim os grandes lábios; no homem, o pênis e a bolsa escrotal. São estruturas correlatas nas estruturas XX e XY.

Se observarmos bem a bolsa escrotal de um bebê notaremos que ela se assemelha aos grandes lábios selados pelo hormônio masculino.

Há dois tipos de hermafroditismo:

Pseudo-hermafroditismo:

Ocorre quando uma mulher tem uma grande descarga de hormônio masculino. A mãe pode ter tomado hormônio masculino durante a gestação e a criança desenvolveu um clitóris assemelhado a um pênis, por ser a sua estrutura correlata. Sua estrutura parece ser ambígua, mas não é, o que configura um falso hermafroditismo. Uma análise cromossômica demonstrará que se trata de um indivíduo XX.

Essa ocorrência pode gerar conflito na pessoa que foi identificada ao nascer como homem, ser criado como homem em razão do clitóris desenvolvido, mas que possui vagina, já que geneticamente é XX. Este indivíduo frequentemente se reconhece como mulher. Também nesse caso, há cirurgias que corrigem essa característica e a pessoa segue a vida sexual naturalmente. E outros podem desenvolver conflitos psíquicos pela morfologia da genitália.

Hermafroditismo verdadeiro

Raríssimo, ocorre quando dois óvulos se unem formando um só indivíduo.

Tipicamente a mulher ovula uma vez a cada ciclo de 28 dias, alternando os ovários, ora o da direita, ora o da esquerda. Mas ocorre também a dupla ovulação em que os dois ovários ovulam simultaneamente, gerando um óvulo em cada um deles. Imaginemos que esses óvulos foram fecundados em trompas diferentes, desceram para o útero. Ocorre que um óvulo foi fecundado por um espermatozoide X e o outro por um Y.

Esses dois zigotos se encontram e se fundem num só ser com estrutura masculina e feminina num processo chamado **quimera**, em que o indivíduo apresenta dois DNAS dentro de si, apresenta o órgão genital masculino e o feminino desenvolvidos.

Os indivíduos com essa condição apresentam-se de várias formas: uns têm um testículo fora e um ovário dentro, outras vezes têm uma única glândula como se fosse um ovário grande chamada ovoteste.

Se o Espírito se liga na concepção como se daria essa fusão? Ocorre que nem sempre um Espírito se liga ao acontecer uma fecundação e, nestes casos, o ovo fecundado não prospera ou se prosperar poderá dar ensejo ao surgimento de um fenômeno chamado **mola hidatiforme**, em que a gestação resulta numa massa de carne sem nenhuma semelhança com um ser humano por faltar o Espírito para disciplinar a multiplicação celular.

Assim, no caso de quimera, um dos óvulos fecundados não tem Espírito vinculado e o Espírito funde os dois zigotos num único corpo. Outra hipótese seria um dos Espíritos abandonar o zigoto permitindo que o material genético sem Espírito vinculado, se funda ao outro, gerando a quimera.

***

Estas são as principais síndromes sexuais cromossômicas que nos dão um panorama da diversidade genética que envolve o ser humano para além do que é considerado padrão. O conhecimento sobre elas nos leva a repensar vários conceitos e preconceitos que desenvolvemos por força do desconhecimento científico e espiritual sobre os aspectos que envolvem a embriogênese humana nos fenômenos da intersexualidade.

> Todos nós trazemos feridas maiores ou menores na área da afetividade, mas nenhum de nós atravessou a série de existências na vida terrena sem ter experimentado uma história infeliz nesse campo.
>
> - Jorge Elarrat

8

PROCESSO REENCARNATÓRIO E SEXO

Até agora, nos dedicamos a estudar as questões orgânicas, mais voltadas à embriogênese em si. Agora nos debruçaremos sobre a sexualidade que tem mais a ver com a mente do que com o corpo.

Recordemos que a questão biológica define sexo, mas não a sexualidade.

Joanna de Ângelis, em *Amor e Sexualidade*, comenta que a alternância de gêneros em sucessivas reencarnações é vista como uma oportunidade de aprendizado completo. As experiências em diferentes formas ajudam o espírito a se libertar das limitações terrenas e a transcender as questões de gênero e sexualidade. De modo que disfunções e desvios na sexualidade são processos regeneradores postos pelas leis da vida a fim de que haja para o espírito oportunidade de aprendizado e reequilíbrio.

Vimos, por exemplo, dentre outros, na questão da Síndrome de Klinefelter que o indivíduo nasce com características masculinas, mas na adolescência o corpo passa a apresentar características resultantes dos hormônios femininos e que isso pode gerar um conflito de sexualidade que faz com que alguns deles optem por fazer cirurgias de transição e passem a viver como melhor lhes aprouver.

Existe também uma estrutura sindrômica, a mulher que nasce com XXX (triplo X), que, ao contrário do que poderíamos supor, não será uma mulher extremamente feminina, mas apresenta dificuldade de raciocínio, não desenvolve muito bem seus pensamentos, é mais lenta e tende a apresentar problemas emocionais. Se for alguém que apresente 4X tende a possuir uma limitação mental grave.

Importante salientar que todas essas síndromes ou qualquer outra característica estão contempladas no planejamento reencarnatório de cada ser e ninguém passa por tais experiências aleatoriamente, sem uma causa e sem um propósito relacionado à sua evolução espiritual.

Isso se dá em razão dos conflitos que o Espírito traz do passado promovendo essas desarmonias no campo sexual. Quando lemos algumas obras de

Manoel Philomeno de Miranda que tratam de sexo e obsessão e vemos as práticas sexuais no mundo espiritual, podemos ter ideia do que pode justificar algumas experiências dessa natureza.

Segundo a Doutrina Espírita nós não herdamos características morais, mas sabemos que os hormônios têm influência sobre o nosso comportamento. Se uma pessoa começa a se injetar hormônio feminino terá alteração no físico e até no humor. Idêntico processo ocorre em relação ao hormônio masculino. Hormônios alteram o nosso comportamento.

Tudo isso que comentamos no capítulo anterior e início deste é para que entendamos que existe o fenômeno da intersexualidade, que, no processo da embriogênese, não temos apenas a conexão XX, relativo ao corpo feminino, ou XY, relativo ao corpo masculino. Há outras estruturas na formação dos indivíduos.

Portanto, a sociedade atual costuma classificar os indivíduos por meio da identificação do sexo biológico, em que temos a fêmea, o macho, mas entre esses dois polos temos várias expressões de sexualidade que são genéticas.

É importante observar que essas estruturas não estão sempre em harmonia com a mente, sendo possível que o indivíduo tenha conflitos de sexualidade ao nascer em determinada condição e que não consiga bem conviver com sua estrutura física.

Por isso, importa considerar as diferentes formas do ser humano se identificar sexualmente.

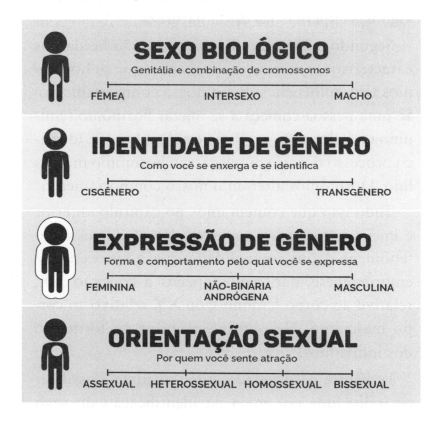

Sexo biológico

A primeira maneira de interpretarmos as pessoas, no que tange a sexo, é em relação ao sexo biológico, à sua morfologia. Mais claramente, sexo biológico refere-se à genitália que o indivíduo apresenta e à organização do corpo, conforme com o "arranjo" dos cromossomos sexuais.

Importa lembrar que, durante a embriogênese, vários fenômenos sindrômicos podem ocorrer nos indivíduos XX ou XY que não apresentem a genitália plenamente desenvolvida, gerando fenômenos de intersexualidade.

Aqui o sexo está na genitália.

Identidade de gênero

Uma segunda maneira de identificar as pessoas, agora segundo a Psicologia é a identidade de gênero, ou seja, como o indivíduo se vê e se identifica.

Aqui temos dois polos – cisgênero e transgênero. Neste caso, o sexo não reside mais na genitália, não está no corpo, mas na mente.

Cisgênero: quando a pessoa observa seu corpo e sente que está de acordo com o que vê e gosta de ser, então ela é cisgênero. Alguém cujos órgãos sexuais estão em harmonia ao que o indivíduo crê de si mesmo.

Transgênero: a genitália é de determinada conformação, mas o indivíduo se enxerga de outra e não se reconhece no corpo que vive. Neste caso, então temos um transgênero, ou seja, uma pessoa que nasce em determinado sexo, mas não se enxerga no sexo que ela nasceu. Quando entendemos de reencarnação, entendemos melhor o que possivelmente está por trás dessa insatisfação: certamente é o Espírito que não está conseguindo se adaptar ao corpo no qual renasceu.

Aqui o sexo está na mente.

Expressão de gênero

A terceira forma de interpretação não considera o sexo biológico nem a forma como a pessoa se vê, mas como ela se apresenta. Por exemplo, mulheres que se veem como mulheres, mas preferem atividades, linguagem corporal ou roupas consideradas masculinas; e homens que se veem como homens e preferem atividades consideradas femininas, têm comportamento mais feminino.

Na Idade Média tinha-se o universo do cavaleiro medieval: o homem que montava o cavalo, andava armado e ia para a guerra; e o universo da castelã: a mulher que vivia enclausurada na torre do castelo, que não possuía nenhum contato com o mundo exterior. As atividades estavam claramente definidas para os indivíduos, a partir do sexo biológico em dois universos antagônicos. As reencarnações dos Espíritos nesses dois "mundos" opostos foi reduzindo essas distâncias comportamentais, fazendo surgir na atualidade mulheres significativamente independentes e decididas e homens mais sensíveis, sem que isso tenha reflexo direto sobre seus interesses sexuais. É apenas o conjunto de atitudes pelo qual o indivíduo prefere se expressar, sem que isso indique sua predileção sexual.

Seria a percepção das energias Yin e Yang nos indivíduos, sem que isso tenha relação direta com o sexo dos parceiros. São casos típicos: homens que usam esmalte, batom e se interessam por mulheres. Mulheres de cabeça raspada, que usam terno e se interessam por homens.

A expressão de gênero não está na genitália e não está na mente, está nos hábitos sociais do indivíduo.

Aqui o sexo está na conduta.

Orientação sexual

A quarta forma de interpretação é como a pessoa se interessa pelas outras, por quem ela se sente atraída. Aqui temos várias situações: assexual, heterossexual, homossexual, bissexual, pansexual, neutro, não-binário, fluido.

Neste aspecto, o sexo está no perfil de pessoas por quem se sente atração, no sentimento que nutre por outro. Observemos o seguinte quadro:

Sexo Biológico	Identidade de Gênero	Expressão de Gênero	Orientação Sexual
Homem	Cisgênero	Masculino	Heterossexual
Mulher	Transgênero:Travesti	Feminino	Homossexual
Intersexual	Transgênero: Transexual		Bissexual
Hermafrodita	Não-Binário		Assexual
	Agênero		Pansexual
	Gênero fluido		
	Bigênero		
	(Outros)		

Em princípio, todas as combinações entre as quatro colunas na página anterior seriam identificáveis na sociedade atual de um mundo em transição, por exemplo:

1. Um indivíduo nasceu num corpo masculino (**sexo biológico: homem**), mas se sente uma mulher e fez uma cirurgia para mudança de sexo (**identidade de gênero: transexual**), tornando uma mulher trans e assim se veste e se apresenta na sociedade (**expressão de gênero: feminino**) e se interessa por mulheres (**orientação sexual: homossexual**). Neste caso seria uma **mulher trans lésbica**.

2. Outro indivíduo nascido num corpo feminino (**sexo biológico: mulher**), se percebe como mulher (**identidade de gênero: cisgênero**), usa roupas femininas de forma típica (**expressão de gênero: assexual**) e demonstra quase nenhum interesse sexual (**orientação sexual: assexual**). Neste caso seria uma **mulher cisgênero assexual**, ou simplesmente **mulher assexual**.

Homossexualidade

Diante da visão reencarnacionista que o Espiritismo apresenta, muito se pergunta quanto às causas da homossexualidade e se não seria decorrente do fato de reencarnarmos tanto como homens quanto como mulheres. Nesta concepção, as causas estariam apenas no passado e se dariam pela encarnação do Espírito ora em corpos masculinos, ora em corpos femininos.

Segundo a literatura espírita, as causas podem estar em existências anteriores, mas, e muito frequentemente, estão também no presente, podendo-se elencar os seguintes pontos a este respeito:

Causas relativas ao passado

Conforme a questão 200 de O *Livro dos Espíritos*, o Espírito renasce como homem ou como mulher e este fenômeno faz parte da natureza. Atualmente podemos estar vestindo um corpo masculino ou feminino, mas já tivemos diversas experiências no outro sexo e, no futuro, voltaremos a ter experiências no sexo de agora, sem rigidez de alternância, podendo-se ter varias encarnações seguidas em um mesmo polo e depois no outro. Desse modo, caminhamos dos dois lados da vida para o aprendizado. Este fenômeno é chamado de **inversão sexual**.

Embora o Espírito em si não possua um sexo específico como entendemos, ao longo de sua história de múltiplas existências, tende a se identificar mais com um arquétipo do que com outro, ora apresentando mais características do universo masculino, ora afinizando-se mais com o universo feminino, justificando a predileção de certas almas em se expressarem como que pertencentes a um desses.

A inversão sexual, entretanto, pode se dar por três motivações distintas, quais sejam:

1. Inversão sexual provacional

Se o indivíduo não apresentar conflitos afetivos significativos e fortes apelos sexuais, não haverá dificuldades em realizar a inversão sexual nas encarnações porque a carga hormonal recebida permite que ele transite de um lado para o outro naturalmente, de forma satisfatória. Salientamos que em princípio não gerará conflito, embora essa possibilidade não esteja descartada, justamente em razão de algum outro fator combinado.

As forças orgânicas e culturais são muito fortes, mas a possibilidade de uma experiência homoafetiva não está descartada pelas lembranças que o Espírito guarda do ontem.

2. Inversão sexual missionária

Como a própria denominação indica é aquela realizada para cumprimento uma tarefa nobre, uma missão. Por exemplo, uma alma predominantemente feminina que renasce para uma tarefa de muito amor, mas virá como homem para dar cumprimento a essa tarefa que exige, por exemplo, o uso das potencialidades masculinas, ou vice-versa.

A inversão sexual missionária também pode se dar para reduzir a possibilidade de um casamento, pois poderia trazer dificuldades ao cumprimento da missão.

Mais claramente, neste caso temos: o sexo biológico e a identidade de gênero como masculinos e a expressão de gênero feminina; ou sexo biológico e identidade de gênero feminino, a expressão de gênero masculino. No caso da orientação sexual eles podem manter a heterossexualidade ou a homossexualidade. Como habitualmente são Espíritos com razoável evolução, não costumam ter conflitos sexuais, não importa se optaram por experiência hétero ou homoafetiva.

3. Inversão sexual expiatória

Nesse caso, a inversão sexual ocorre com um Espírito que utilizou equivocadamente as suas energias sexuais de tal maneira que, dentre as diversas possibilidades de cárceres afetivos, a opção agora é pela encarnação no sexo oposto para ajustar os desequilíbrios, colocar em ordem os equívocos cometidos. Geralmente nestas situações a causa maior é o envolvimento com promiscuidade e se objetiva que na inversão o indivíduo perceba o quanto o sexo oposto também sofre com o desamor e o abandono e essa experiência pode ser fundamental para reduzir os impulsos sexuais desordenados.

É semelhante ao que ocorre entre povos vizinhos inimigos. Para reduzir a animosidade costumam renascer no lado oposto ao da última encarnação, na chamada **inversão social expiatória**. Curiosamente, ao renascerem no território "inimigo", crescem envolvidos pela nova cultura e criam rejeição pelo lado que defendiam na encarnação anterior. E quando renascem de volta, do outro lado da fronteira, repetem o comportamento como se o corpo e a cultura presente ofuscassem as convicções do passado.

Essa estratégia nem sempre propicia êxito, em razão das condições atuais da sociedade, que estimula a prática do sexo sem responsabilidade.

* * *

Nessas três formas de inversão sexual nota-se que é possível ocorrer experiências homoafetivas, mas o fenômeno de inversão, em si, não é o causador das homoafetividade, as causas repousam no Espírito. Por um lado, há milhões de invertidos sexualmente no planeta e que estão conduzindo suas vidas sem conflitos pelas cargas hormonais e culturais às quais estão sujeitos; e por outro lado, há outros tantos milhões com a inversão, que se sentem tomados pelo interesse por indivíduos do sexo biológico idêntico ao seu e estão vivendo suas experiências homoafetivas. Tudo faz parte do nosso aprendizado.

Causas relativas ao Presente

Diferentemente do que muito se comenta, diante da compreensão da reencarnação, nem sempre as experiências homoafetivas se dão por uma inversão sexual. Nem sempre o fenômeno está relacionado a alguém que sendo mulher na última existência agora veste um corpo masculino, ou vice-versa.

Embora existam muitos casos de homoafetividade em Espíritos que estejam invertidos, há uma significativa parcela de indivíduos que as causas estão na existência atual.

Sim! Em muitos casos **não houve inversão sexual**. O Espírito encarnou como mulher na última existência e novamente renasceu mulher, mas está agora em uma relação homoafetiva.

Quais as causas na existência atual que poderiam ser apontadas para isso? Várias. Vejamos alguns exemplos:

1. Causas biológicas

São todas aquelas que já descritas anteriormente, oriundas dos fenômenos da intersexualidade que podem gerar conflitos, em função de cargas hormonais, má formação ou alterações genitais, impulsionando o indivíduo a comunhão afetiva com indivíduos do mesmo sexo.

2. Educação

A pessoa pode ter uma educação muito permissiva em que, por exemplo, um pai estimula o filho a se relacionar com várias pessoas, homens e mulheres para demonstrar sua masculinidade a todos, e se orgulha disso. Tal prática pode se tornar usual para a vida adulta, formando um indivíduo que, mesmo não sendo um invertido, se relaciona com indivíduos do mesmo sexo.

3. Curiosidade

Interessado em saber como são tais experiências, o indivíduo pode ter experiências homossexuais. A depender da intensidade e das pessoas envolvidas, essas práticas podem se repetir e se tornarem usuais.

4. Comportamento de grupo

Muito comum nos dias atuais. As pessoas adotam determinadas condutas na sexualidade, apenas para acompanhar o que seus companheiros fazem. Mais uma vez, não há inversão.

5. Esgotamento das práticas sexuais hetero

A pessoa se enfada de relacionamentos heterossexuais, vive histórias muito sensualizadas e decide experimentar a homossexualidade, buscando novas emoções, novas sensações. Tais experiências podem se incorporar às práticas usuais, por ofertar novas experiências.

6. Drogadição

Ao consumir certas substâncias lícitas ou ilícitas, o indivíduo afetado em sua capacidade de discernimento, pode viver práticas homoafetivas como resultado do estado alterado de consciência, praticar atos que em seu estado normal de consciência não faria. A repetição desse fenômeno pode levar a incorporar tais práticas às suas predileções, até sem o uso de substâncias químicas. Fenômeno análogo ocorre nas práticas heterossexuais em que parceiros são drogados para que se tornem mais permissivos.

7. Admiração

Da mesma forma que uma admiração paternal pode se converter no desejo de um romance, alguém pode se sentir atraído à comunhão afetiva com indivíduos por uma busca que nasceu da admiração e se converteu em paixão.

8. Obsessão

Influenciado por Espíritos obsessores, o indivíduo pode ser estimulado a práticas que não estão em consonância com reais interesses sexuais, mas a pressão espiritual, seja envolvendo parceiros, seja envolvendo o próprio indivíduo, pode levar a essa situação.

9. Traumas

A pessoa viveu um trauma com determinado parceiro heterossexual e elege para comunhão afetiva alguém de sexo idêntico ao seu, temendo a repetição das experiências. Esses traumas podem também estar relacionados a abusos sexuais heterossexuais, que podem desenvolver rejeição por parceiros do sexo oposto.

10. Abuso sexual

A experiência do abuso sexual aproxima o indivíduo de práticas sexuais que, por terem sido vivenciadas, perdem, em muitos casos, o caráter de excepcionalidade e aqueles que sofreram tais experiências repetidamente se habituam a elas trazendo-as para o seu elenco de interesses, por entenderem que seja uma prática usual. Fenômeno análogo ocorre nas relações marcadas por muita violência em que o indivíduo se habitua à forma agressiva, abusiva, de obter prazer, tornando essa prática um comportamento usual e levando-a para relacionamentos futuros.

11. Reincidência

Ocorre com aquele que já foi homossexual noutra existência, encarna novamente no mesmo sexo e continua com a mesma prática sexual da existência anterior.

Salientamos que as descrições feitas não configuram um determinismo, são sempre possibilidades que dependem de infinitas variáveis, tanto no campo da sexualidade quanto em outros aspectos de suas encarnações, conjugadas ao exercício do livre arbítrio. Duas pessoas com estruturas idênticas e experiências semelhantes podem ter comportamentos diferentes; a diversidade comparece também nesse campo de atuação humana.

12. Interferência na identidade de gênero

Um fato que merece muita atenção é o comportamento de muitos pais, que decidem criar os filhos sem identidade de gênero ou que os incentivam à transição de gênero, ainda na infância ou puberdade. Isso pode redundar em grandes problemas, até porque envolve hormônios e mutilação.

Já houve casos de transição ocorrida no início da pré-adolescência e mais tarde, ao final da adolescência, o indivíduo decidir pela condição cisgênero, exigindo a reversão do processo já em curso.

Então, é preciso esperar o amadurecimento biológico, sexual, mental, emocional do ser para que ele possa decidir no momento certo, por sua livre vontade, quando adulto. Antes, pode haver uma série de equívocos que trarão dificuldades ainda maiores do que as que se pretendia solucionar.

* * *

Importante lembrar que os conflitos com a sexualidade não fazem parte dos acontecimentos inerentes à transição planetária. Eles existem desde o princípio da humanidade. A má-formação biológica também existe desde o começo de nossa história, não sendo característica exclusiva do atual período. A história apresenta vários indivíduos em diversas épocas e locais com intersexualidade e transexualidade. Um exemplo é o de Sporus, cônjuge do imperador Nero (ver referências no final do livro).

O que se espera é que haja equilíbrio das energias sexuais de cada criatura, lembrando sempre que **a promiscuidade é o grave delito apontado nas Leis da Afetividade.**

Elejamos alguém de nossa predileção e lhe sejamos fiéis, leais, atenciosos, dedicados, amorosos, esse o ponto essencial.

Os excessos decorrem da **promiscuidade**, que são, em verdade, a grande fonte de males das nossas vidas afetivas. Os desequilíbrios nesse campo tendem a diminuir na proporção que o ser humano vá se tornando naturalmente mais capaz de compreender a importância da sexualidade e a utilize de maneira equilibrada.

Num tempo que ainda não podemos precisar, certamente desaparecerão os preconceitos contra os não heterossexuais e também desaparecerá a promiscuidade, pelo amadurecimento das ideias, da compreensão das questões biológicas, mas, principalmente da evolução dos sentimentos em relação a si e ao outro.

Aprofundar o conhecimento nessa área configura um passo importante para o entendimento das múltiplas causas de todos esses fenômenos, compreendendo os compromissos inerentes ao processo reencarnatório e aos dramas atuais, os quais devem sempre ser observados com seriedade e respeito.

SEXO E AMOR

Sim, indiscutivelmente o amor é a grande meta.

A energia afetiva, assinatura do Criador em nós, será utilizada de mil formas, será manifestada de mil maneiras, nos múltiplos ensaios até o efetivo desabrochar do sentimento por excelência, o Amor.

Ao ensaiar o uso dessas energias, desde tempos imemoriais, experienciamos pelas diversas etapas do processo da evolução anímica, desenvolvendo progressivamente os nossos instintos até a extraordinária chegada à condição de seres humanos.

Ali, já na condição de Espíritos teremos a magnífica missão de sublimarmos as nossas emoções, abandonando os instintos atavicamente vivos em nós.

Ah... Quantas experiências a crisálida terá que viver até libertar-se do casulo... Quantas encarnações nos aguardarão até superarmos as nossas expressões mais rudimentares de afetividade?

Ensaios diversos no campo masculino e feminino, aprendendo em cada um deles uma nova reflexão sobre o verdadeiro sentido de todas as coisas.

Equívocos de múltiplas ordens certamente ocorrerão nessa jornada, observada pelo Criador com infinita misericórdia, por nos entender profundamente e compreender que de cada uma delas recolheremos lições maravilhosas.

Lágrimas e sorrisos, vitórias e derrotas, encontros e desencontros nos aguardarão nessa longa peregrinação ao mundo dos sentimentos.

E, lentamente, do caldo dessas experiências surgirão as primeiras expressões de sentimentos superiores, nascidos como resultados dos aprendizados difíceis quanto ao uso de nossas energias.

Momento em que aprenderemos a não julgar, não condenar a quem quer que seja, porque cada pessoa está buscando a prática afetiva e sexual condizente com sua atual visão de mundo. Aprenderemos a compreender, a exercer a compaixão, interpretando que cada um de nós é um Espírito independente buscando sua forma de se expressar e que Deus também não julga, apenas nos aguarda cheio de misericórdia.

Ademais, podemos acrescentar uma frase atribuída a Chico Xavier, em que numa determinada ocasião disse-nos que "É certo que todos necessitamos de educação sexual, o difícil será encontrar os professores". Deste modo, independentemente da forma como nos sentimos e como nos colocamos em relação à vivência sexual, o movimento desde tempos idos e da atual conjuntura da Terra é da necessidade de disciplinar e bem orientar a sexualidade. Portanto, não podemos pontuar que "os outros" precisam se educar no campo da sexualidade e isso não encaixar para esta ou aquela pessoa. Considerando todo o apanhado, pode-se depreender que o processo de educação sexual é amplo, complexo e atinge dimensões ainda não abarcadas pela compreensão humana: trata-se da lapidação do amor em estágios mais elevados, deixando para trás a fase de impulsos e desejos para então ser vivenciado com consciência, sensibilidade e alcançar o maior nível de expressão do amor e conexão com a alma.

E, quando, enfim, o Amor verdadeiro desabrochar em nós, não haverá mais dor ou sofrimento; identificados com o Senhor seremos recepcionados para maravilhoso banquete celeste, em que ouviremos o Pai nos dizer:

> "Trazei depressa a melhor roupa; e vesti-lho, e ponde-lhe um anel na mão, e alparcas nos pés; E trazei o bezerro cevado, e matai-o; e comamos, e alegremo-nos; Porque este meu filho estava morto, e reviveu, tinha-se perdido, e foi achado". E começaram a alegrar-se.
> (Lucas 15:22-24 - O encontro do pai com o filho pródigo).

REFERÊNCIAS

ÂNGELIS, Joanna de (Espírito). Amor, Imbatível Amor. Psicografia de Divaldo Pereira Franco. Salvador: LEAL, 2010. v. 9 da Série Psicológica.

_____. Amor e Sexualidade: a conquista da alma. _____. 2018.

_____. Autodescobrimento: uma busca interior. _____. 2012b. v. 15 da Série Psicológica, pág. 24 – 27.

_____. Espelhos da Alma: uma jornada terapêutica. _____. 2014. pág. 15 – 19.

_____. Momentos de Saúde e Consciência. _____. 2013. v. 4 da Série Psicológica.

_____. O Despertar do Espírito. _____. 2013. v. 15 da Série Psicológica, pág. 62 – 90.

_____. O Homem Integral. _____. 2013. v. 2 da Série Psicológica.

_____. O Ser Consciente. _____. 2012. v. 5 da Série Psicológica, pág. 160 – 164.

DURANT, Will. História da Civilização. São Paulo: Cia Editora Nacional. 17 vol. primeira edição em 1957. Disponível na Amazon.

EMMANUEL (Espírito). Há dois mil anos. Psicografado por Francisco Cândido Xavier. Brasília: FEB, 2019. Coleção Romances de Emmanuel.

_____. Justiça Divina._____. Brasília: FEB, 2013.

_____. Vida e Sexo. _____. 27 ed. Brasília: FEB, 2013.

FRAZÃO, Dilva. e Biografias. Biografias de Anaximandro/Aristóteles/Darwin/Freud/Jung/Platão. Disponível em https://www.ebiografia.com/

GUIMARÃES, Bernardo. O Seminarista. São Paulo: Martins Claret, 2011. Sobre o romance de Eugênio e Margarida. Obra de domínio público.

KARDEC, Allan. A Gênese. 36 ed. Brasília: FEB, 1995.

_____. O Evangelho Segundo o Espiritismo. Brasília: FEB, 2013. Cap XIV — Honrai a vosso pai e a vossa mãe > A parentela corporal e a parentela espiritual > 8.

_____. O Livro dos Espíritos. Brasília: FEB, 2013. Mensagem de São Vicente de Paula- Cap. XI da parte terceira.

LUIZ, André (Espírito). Agenda Cristã. Psicografado por Francisco Cândido Xavier. Brasília: FEB, 2019.

_____. Sinal Verde.2019.

_____. No Mundo Maior. _____. Brasília: FEB, 2019. v.5 Coleção A vida no mundo espiritual.

MIRANDA, Manoel P. Sexo e Obsessão. Psicografia de Divaldo Pereira Franco. _____. Salvador: LEAL, 2002.

OTTO, Priscila. Genética Humana e Clínica. São Paulo: ROCA (GRUPO GEN), 2004.

PARA SABER MAIS

Presença dos autores na WEB. Duas sugestões:
Programa Iluminação
https://www.youtube.com/@SALAVIRTUALJOANNADE%C3%82NGELIS
Programa Peregrinação Interior
https://www.youtube.com/watch?v=33kGbERlldg&list=PL-6S9KEn3CGmUCLDf7iEoAWKEtX_AQOnID

Mamíferos que põem ovos: o ornitorrinco e as equidnas são os únicos mamíferos conhecidos que põem ovos e produzem leite, alimentando seus filhotes por poros no exterior da barriga:
https://www.biologianet.com/biodiversidade/.htm
https://www.terra.com.br/byte/ciencia/mamifero-que-poe-ovos-e-registrado-em-camera-pela-primeira-vez,33dc1a-71698bc8538018f3c9292d84a2zquktkio.html

Experiência com macaco robótico:
https://curiosamente.diariodepernambuco.com.br/project/video-mostra-macacos-chorando-morte-de-filhote-robotico/

Abelardo e Heloisa, uma história medieval. Disponível em:
https://historiablog.org/2023/06/15/abelardo-e-heloisa-uma-historia-de-amor-medieval/

Mendeleiev e a tabela periódica:
https://www.nationalgeographic.pt/ciencia/dmitri-mendeleiev-quimico-que-ordenou-materia_4319

Sobre Hugo De Vries e os genes. Seus livros são em inglês mas há boas informações sobre seu trabalho em:
https://www.dnaftb.org/6/bio.html

Sobre Sporus, o marido de Nero:
https://historiablog.org/2023/07/12/sporus-o-escravo-eunuco-que-virou-imperatriz-de-roma/

Obrigado por comprar uma cópia autorizada deste livro e por cumprir a lei de direitos autorais não reproduzindo ou escaneando este livro sem a permissão.

Intelítera Editora
Rua Lucrécia Maciel, 39 - Vila Guarani
CEP 04314-130 - São Paulo - SP
(11) 2369-5377 -   (11) 93235-5505
intelitera.com.br
facebook.com/intelitera

Os papéis utilizados foram Chambril Avena 80g/m² para o miolo e o papel Cartão Eagle Plus High Bulk GC1 Lt 250 g/m² para a capa. O texto principal foi composto com a fonte Sabon Lt 13/18 e os títulos com a fonte Sabon Lt 25/30.

Editores
Luiz Saegusa e Claudia Zaneti Saegusa

Direção editorial
Claudia Zaneti Saegusa

Capa
Casa de Ideias

Projeto Gráfico e Diagramação
Mauro Bufano

Revisão
Fátima Salvo

Imagens
Adobe Stock

Impressão
Lis Gráfica e Editora

1ª Edição
2025

Copyright© Intelítera Editora

Vida e Afetividade

Dados Internacionais de Catalogação na Publicação (CIP)
(Câmara Brasileira do Livro, SP, Brasil)

Elarrat, Jorge
   Vida e afetividade : energia sexual, leis da afetividade, carga erótica, cárceres afetivos, síndromes sexuais, intersexualidade, homossexualidade, promiscuidade, prostituição / Jorge Elarrat, Adriane Viola Bacarin. -- São Paulo : Intelítera Editora, 2025.

   ISBN: 978-65-5679-068-8

   1. Afetividade 2. Energia 3. Espiritismo 4. Homossexualidade 5. Intersexualidade I. Bacarin, Adriane Viola. II Título.

25-247845   CDD-133-9

Índices para catálogo sistemático:
1. Espiritismo   133-9
Eliete Marques da Silva - Bibliotecária - CRB-8/9380

Para receber informações sobre nossos lançamentos, títulos e autores, bem como enviar seus comentários, utilize nossas mídias:

- 🌐 intelitera.com.br
- ✉ atendimento@intelitera.com.br
- ▶ youtube.com/inteliteraeditora
- 📷 instagram.com/intelitera
- f facebook.com/intelitera

Redes sociais dos autores:

- ▶ youtube.com/JorgeElarratOficial
- 📷 instagram.com/adrianebacarin

Esta edição foi impressa pela Lis Gráfica e Editora no formato 160 x 230mm. Os papéis utilizados foram Chambril Avena 80g/m² para o miolo e o papel Cartão Eagle Plus High Bulk GC1 Lt 250 g/m² para a capa. O texto principal foi composto com a fonte Sabon LT Std 13/18 e os títulos em Sabon LT Std 25/30.